SPRINGER-VERLAG · BERLIN · GÖTTINGEN · HEIDELBERG

Hefte zur Unfallheilkunde

Zuletzt erschienen

Heft 59: **Zerreißung des äußeren und inneren Knieseitenbandes.** Behandlungsergebnisse von 1211 röntgenologisch nachgewiesenen und mit Hollerithkarten verarbeiteten Fällen. Von Dr. ERICH JONASCH aus dem Arbeitsunfallkrankenhaus Wien XX der AUVA (Leiter: Professor Dr. L. BÖHLER). Mit 57 Abbildungen VIII, 88 Seiten Gr -8°. 1958. DM 18,60

Heft 60: **Verhandlungen der Deutschen Gesellschaft für Unfallheilkunde, Versicherungs-, Versorgungs- und Verkehrsmedizin.** XXII. Tagung am 22. und 23. Mai 1958 in Kiel. Im Auftrage des Vorstandes herausgegeben von Professor Dr. R. HERGET, Essen. Mit 51 Abbildungen. IV, 175 Seiten Gr.-8°. 1959. DM 32,40

Heft 61: **Zur Frage der unfall- und berufsbedingten Sehnenscheidentuberkulose.** Von Professor Dr. med. T. BURCKHART, Chirurgische Universitätsklinik Mainz (Direktor: Professor Dr. G. BRANDT). Mit 2 Abbildungen. IV, 24 Seiten Gr.-8°. 1959. DM 5,—

Heft 62: **Verhandlungen der Deutschen Gesellschaft für Unfallheilkunde, Versicherungs-, Versorgungs- und Verkehrsmedizin.** XXIII. Tagung am 7. und 8. Mai 1959 in Berlin. Im Auftrage des Vorstandes herausgegeben von Professor Dr. R. HERGET, Essen. Mit 77 Abbildungen. IV, 224 Seiten Gr.-8°. 1960. DM 37,60

Heft 63: **Die Begutachtung der traumatischen Leistenbrüche.** Von Dr. med. H. GUMRICH und Dr. med. M. FÄRBER, Chirurgische Universitätsklinik Tübingen. (Direktor: Professor Dr. W. DICK.) Mit 2 Abbildungen. IV, 40 Seiten Gr.-8°. 1960. DM 8,80

Heft 64: **Die stumpfen Bauchverletzungen. Ihre Erkennung, Behandlung und Begutachtung.** Von Dr. med. habil. WERNER GEISTHÖVEL, Chefarzt der Chirurgischen Abteilung des St. Bernwards-Krankenhauses Hildesheim, und Dr. med. RUPERT ZIMMERMANN, Assistent der Klinik. IV, 85 Seiten Gr.-8°. 1960. DM 17,60

Heft 65: **Operierte geschlossene intraperitoneale Organverletzungen** (sogen. stumpfe Bauchverletzungen). Erfahrungsberichte aus den Österreichischen Unfallkrankenhäusern über 383 Fälle mit positivem Befund von Dr. J. BÖHLER, Linz, Dr. M. GERGEN, Graz, Dr. B. LEITNER, Wien, Dr. E. LENER, Salzburg, Dr. L. MONSZPART, Linz, Dr. J. POIGENFÜRST, Wien, Dr. H. R. SCHÖNBAUER, Wien. Mit einem Geleitwort von Professor Dr. LORENZ BÖHLER, Wien. Mit 5 Abbildungen. IV, 72 Seiten Gr.-8°. 1960. DM 16,80

Heft 66: **Verhandlungen der Deutschen Gesellschaft für Unfallheilkunde, Versicherungs-, Versorgungs- und Verkehrsmedizin.** XXIV. Tagung am 30. und 31. Mai und am 1. Juni 1960 in Lindau. Im Auftrage des Vorstandes herausgegeben von Professor Dr. R. HERGET, Essen. Mit 142 Abbildungen im Text. IV, 310 Seiten Gr.-8°. 1961. DM 57,60

Die Abonnenten der „Monatsschrift für Unfallheilkunde" erhalten die „Hefte zur Unfallheilkunde" zu einem gegenüber dem Ladenpreis um 20% ermäßigten Vorzugspreis.

HEFTE ZUR UNFALLHEILKUNDE

BEIHEFTE ZUR „MONATSSCHRIFT FÜR UNFALLHEILKUNDE UND VERSICHERUNGSMEDIZIN"

HERAUSGEGEBEN VON PROF. DR. A. HÜBNER†, BERLIN

=====HEFT 67=====

DIE SCHÄDELBASISFRAKTUR UND IHRE AKUTEN KOMPLIKATIONEN

ERFAHRUNGEN AN 571 FÄLLEN

VON

DR. E. SCHIMA

I. CHIRURGISCHE UNIVERSITÄTSKLINIK WIEN
SUPPL. LEITER: DOZ. DR. K. HOLUB

MIT 4 ABBILDUNGEN

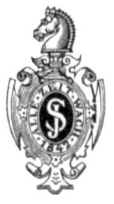

1961

SPRINGER-VERLAG / BERLIN · GÖTTINGEN · HEIDELBERG

Alle Rechte, einschließlich das der Übersetzung in fremde Sprachen vorbehalten. Ohne ausdrückliche Genehmigung des Verlages ist es auch nicht gestattet, dieses Buch oder Teile daraus auf photomechanischem Wege (Photokopie, Mikrokopie) zu vervielfältigen.

ISBN 978-3-540-02694-5   ISBN 978-3-642-86357-8 (eBook)
DOI 10.1007/978-3-642-86357-8

© by Springer-Verlag OHG, Berlin · Göttingen · Heidelberg 1961

Die Wiedergabe von Gebrauchsnamen, Handelsnamen, Warenbezeichnungen usw. in diesem Buch berechtigt auch ohne besondere Kennzeichnung nicht zu der Annahme, daß solche Namen im Sinne der Warenzeichen- und Markenschutz-Gesetzgebung als frei zu betrachten wären und daher von jedermann benutzt werden dürften

Inhaltsverzeichnis

		Seite
I.	Einleitung	1
II.	Alter und Geschlecht der Verletzten	1
III.	Ursachen der Schädelbasisfrakturen	3
IV.	Pathologische Anatomie der Schädelbasisfrakturen, Verlauf der Bruchlinien	4
V.	Symptome der Schädelbasisfraktur	7
	1. Hämatome	7
	2. Blutungen nach außen	7
	3. Austritt von Schädelinhalt	8
	4. Eintritt von Luft in das Schädelinnere	8
	5. Hirnnervenstörungen	8
VI.	Die Röntgendiagnose der Schädelbasisfraktur	11
VII.	Begleitende Verletzungen des Schädelinhaltes, Komplikationen der Schädelbasisfrakturen und spezielle diagnostische Methoden zu deren Erkennung	12
	1. Verletzungen des Gehirnes	12
	2. Posttraumatische Psychosen	14
	3. Epidurale Hämatome	14
	4. Subdurale Hämatome	17
	5. Kombination von epi- und subduralem Hämatom	18
	6. Intracerebrale Hämatome	18
	7. Liquorfisteln	19
	8. Pneumatocelen	20
	9. Sinusitis, Otitis, Pseudocholesteatom	21
	10. Meningitis, Hirnabsceß	21
	11. Das arterio-venöse Aneurysma der A. carotis int. im Sinus cavernosus	22
	12. Endokrine Störungen	23
VIII.	Begleitende Verletzungen des Gesichtsschädels	24
IX.	Zusätzliche Verletzungen außerhalb des Schädels	24
X.	Die Behandlung der Schädelbasisbrüche	25
	1. Allgemeines	25
	2. Besondere Therapie der Brüche der vorderen Schädelbasis	25
	3. Besondere Therapie der Schläfenbeinbrüche	29
	4. Besondere Therapie der Hirnnervenschäden	30
XI.	Die Therapie der Gehirnverletzungen und der endokraniellen Frühkomplikationen bei Schädelbasisfrakturen	31
	1. Die Therapie der Gehirnverletzungen	31
	2. Die Therapie der endokraniellen Blutungen	34
	3. Die Therapie des arteriovenösen Carotisaneurysma im Sinus cavernosus	35
	4. Die Therapie der Sinusitis, Otitis, Meningitis und der Pneumatocelen	36
XII.	Mortalität und Todesursachen bei Schädelbasisbrüchen, Behandlungsdauer	36
XIII.	Zusammenfassung	38
	Literatur	39

I. Einleitung

Über 20 Jahre sind seit K. H. BAUERs[5] Referat über die Schädelbasisfraktur (Sch.b.fr.) auf dem Deutschen Chirurgenkongreß 1939 vergangen. Durch die Arbeiten zahlreicher Forscher konnte seither die Diagnostik der Schädel-Hirnverletzungen weiter verfeinert und die Therapie verbessert werden. Überall ist eine rapide Zunahme der schweren Kopfverletzungen durch Verkehrsunfälle zu beobachten. Nach MARCUS[184] betrafen im Krankengut der I. Unfallstation in Wien in den Jahren 1949 bis 1954 36% aller bei Verkehrsunfällen erlittenen Verletzungen den Kopf. Da bei schweren Schädeltraumen die Behandlung sehr dringlich ist, müssen die Verunglückten in das nächstgelegene Krankenhaus gebracht werden[34]. Ein langer Transport in eine Spezialklinik wird einem tief bewußtlosen, röchelnden Patienten meist mehr schaden als nützen. Die Maßnahmen bei akuten Verletzungsfolgen müssen daher jedem Chirurgen geläufig sein[122]. In der vorliegenden Arbeit sollen alle mit der Sch.b.fr. verknüpften Probleme an Hand der Literatur und des großen Krankengutes der I. Unfallstation in Wien dargestellt werden. Während in den Jahren 1909—1919 an dieser Station 129 Sch.b.frn. und in den Jahren 1931—1934 175 Sch.b.frn. behandelt wurden[29, 149], umfaßt das Krankengut der Jahre 1948—1957 bereits 571 Fälle, welche die Grundlage dieser Ausführungen bilden.

II. Alter und Geschlecht der Verletzten

Von unseren 571 Patienten waren 401 männlich (70%) und nur 170 weiblich (30%). Tabelle 1 zeigt die Verteilung auf die einzelnen Jahre.

Tabelle 1. *Verteilung von 571 Schädelbasisfrakturen auf die Jahre 1948-1957*

	1948	1949	1950	1951	1952	1953	1954	1955	1956	1957	Summe
Männlich	25	34	34	29	31	35	35	53	59	66	401
Weiblich	18	23	12	13	9	21	14	15	15	30	170
Summe	43	57	46	42	40	56	49	68	74	96	571

In Abb. 1 ist die Alters- und Geschlechtsverteilung sowie die Mortalität in den einzelnen Altersstufen dargestellt. Außer im ersten Lebensjahrzehnt überwog überall das männliche Geschlecht, ganz besonders im zweiten bis sechsten Jahrzehnt. Das Durchschnittsalter aller Patienten betrug 45,5 Jahre.

Tabelle 2. *Art der zu Schädelbasisfrakturen führenden Unfälle in den Jahren 1948—1957, Häufigkeit der bei den Verletzten festgestellten Alkoholisierung, Mortalität*

Art des Unfalles	1948	1949	1950	1951	1952	1953	1954	1955	1956	1957	Summe	Betrunken	Gestorben
Motorradfahrer	8	9	7	4	5	6	11	17	13	26	106	14	45
Motorrollerfahrer	—	—	—	1	—	—	1	—	8	5	15	1	2
Mopedfahrer	—	—	—	—	—	—	—	2	4	5	11	2	6
Radfahrer	2	1	4	2	5	4	3	6	2	2	31	2	11
Pkw-Insassen	—	3	—	—	1	—	—	2	2	5	13	2	10
Lkw-Insassen	2	3	—	—	—	3	—	—	—	—	8	—	7
Insassen öffentlicher Verkehrsmittel	—	2	1	2	1	1	2	1	—	3	13	1	6
Als Fußgänger von einspurigem Fahrzeug niedergestoßen	3	4	1	2	—	7	5	4	8	14	48	2	23
Als Fußgänger von zweispurigem Fahrzeug niedergestoßen.....	14	18	10	8	6	6	5	6	6	13	92	3	56
Als Fußgänger von öffentlichem Verkehrsmittel niedergestoßen	1	1	3	3	3	4	4	2	4	2	27	3	23
Sturz auf ebener Erde........	2	3	3	6	6	5	3	5	10	8	51	23	11
Sturz aus größerer Höhe	8	11	7	8	8	13	8	12	11	9	95	16	47
Herabfallende Gegenstände	—	1	1	—	—	2	—	3	—	2	9	—	2
Raufhandel.............	1	—	2	1	2	1	1	2	—	—	10	3	3
Ungeklärt	2	1	7	5	3	4	6	6	6	2	42	7	21
Summe	43	57	46	42	40	56	49	68	74	96	571	79 (13,8%)	273 (47,8%)

III. Ursachen der Schädelbasisfrakturen

Die stete Zunahme der schweren Schädelverletzungen in den letzten Jahren war vor allem durch die steigende Zahl der Verkehrsunfälle bedingt, wie Tabelle 2 zeigt. An diesem Anstieg waren vor allem die Benützer einspuriger Kraftfahrzeuge (Motorräder, Motorroller, Mopeds) beteiligt. Unser Krankengut besteht aus 385 im Straßenverkehr (67,4%) und 186 anderweitig Verletzten (32,6%). Die drei, mit Abstand häufigsten Ursachen einer Sch.b.fr. waren Sturz mit dem Motorrad (106 Patienten), Sturz aus größerer Höhe, meist über eine Stiege (95 Patienten) und Überfahrenwerden von einem zweispurigen Kraftfahrzeug (92 Patienten). Die weiteren Gruppen gibt Tabelle 2 wieder. Wie aus Abb. 2 ersichtlich, waren nur im ersten Lebensjahrzehnt Verkehrsunfälle seltener als andere. Besonders bei Kleinkindern ist der Sturz aus größerer Höhe die häufigste Ursache einer Sch.b.fr. [81], während von unseren sechs- bis zehnjährigen Patienten bereits mehr als die Hälfte überfahren worden war.

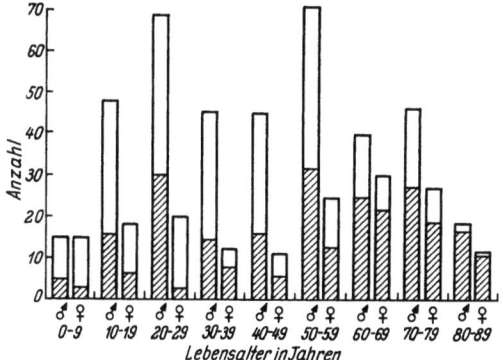

Abb. 1. Lebensalter, Geschlechtsverteilung und Mortalität (schraffiert) bei 571 Patienten mit Schädelbasisfrakturen

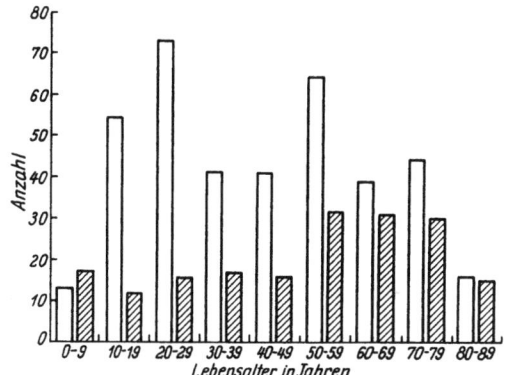

Abb. 2. Anteil der Verkehrsunfälle (weiß) und anderer Unfälle (schraffiert) bei den einzelnen Altersstufen

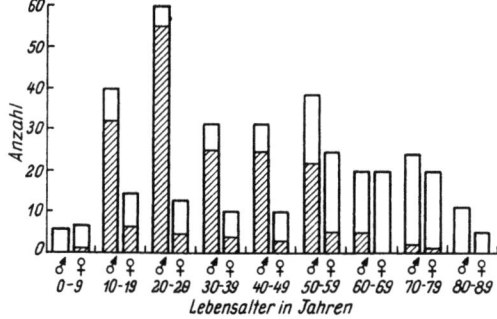

Abb. 3. Alters- und Geschlechtsverteilung der Patienten, die durch Verkehrsunfälle eine Schädelbasisfraktur erlitten. Aufgliederung in Fußgänger (weiß) und Fahrzeugbenützer (schraffiert)

Abb. 3 zeigt eindrucksvoll, daß die verunglückten Fahrzeugbenützer überwiegend Männer jüngerer und mittlerer Jahrgänge waren. Als Fußgeher niedergestoßen wurden am häufigsten Männer und Frauen von mehr als 50 Jahren.

Eine wichtige Unfallursache ist der Alkoholrausch[315]. Seine Feststellung ist bei Schädelverletzten infolge Ähnlichkeit oder Überdeckung der Symptome oft schwierig, und Fehldiagnosen sind häufig[241]. Viele Unfälle werden durch Alkoholisierung hervorgerufen, und die Verletzungen sind durch mangelhafte Abwehrreaktionen oft besonders schwer. Im Hinblick auf die juridische und versicherungstechnische Bedeutung ist besondere Vorsicht am Platze. Wir nehmen Blut zur Alkoholbestimmung nur mit eindeutiger Zustimmung des Verletzten ab (Unterschrift oder Zeugen). In den anderen Fällen wird eine Alkoholisierung nur dann in der Krankengeschichte festgehalten, wenn kein Zweifel besteht. Für spätere Gerichtsverhandlungen sind detaillierte Aufzeichnungen zweckmäßig, auf Grund welcher Tatsachen die Alkoholisierung erkannt wurde. Bei dieser vorsichtigen Diagnosestellung fanden wir die in Tabelle 2 angegebenen Zahlen. Weitaus am häufigsten wurde Trunkenheit bei den Patienten festgestellt, bei denen ein bloßer Sturz auf ebener Erde eine Sch.b.fr. verursacht hatte. Wir fertigen bei jedem im Rausch gestürzten Patienten Röntgenaufnahmen des Schädels an und beobachten ihn, auch bei fehlenden Verletzungszeichen, bis zur Ernüchterung.

Siebenmal war ein Sturz im epileptischen Anfall Ursache einer Sch.b.fr. Bei den Verkehrsunfällen bestand nie ein Anhaltspunkt für Epilepsie.

IV. Pathologische Anatomie der Schädelbasisfrakturen, Verlauf der Bruchlinien

Ihrer Entstehung nach ist die Sch.b.fr. meist ein Berstungsbruch, wobei infolge der unterschiedlichen Festigkeit der einzelnen Basisbezirke die Bruchlinien oft nicht meridional verlaufen, sondern durch Knochenpfeiler abgelenkt werden. Die Frakturlinien sind im Augenblick der Entstehung breit klaffende Spalten[5]. Seltener sind Biegungsbrüche durch umschriebene Gewalteinwirkung. Charakteristische Formen sind hier die Impression der Crista galli bei Sturz oder Schlag auf die Nase, die Eintreibung des Unterkieferköpfchens durch Gewalteinwirkung gegen das Kinn und Ringbrüche der hinteren Schädelgrube durch Einstauchung der Wirbelsäule[247]. Frakturen an schwachen Stellen der Schädelbasis — besonders die Aussprengung der Orbitaldächer — wurden auf Contrecoup-Wirkung des Gehirnes zurückgeführt[45, 319]. Diese Erklärung blieb nicht unwidersprochen[247]. Der Anteil der reinen Sch.b.frn. an sämtlichen Schädelbrüchen wird mit 27,7%[28] und weniger[24] angegeben, die Gesamtbeteiligung der Basis mit 46,8%[28]. Am Röntgenbild ist die Frakturlinie in der Konvexität naturgemäß viel besser erkennbar als an der Basis. Die daraus abgeleitete Diagnose: „Konvexitätsfraktur, in die Basis einstrahlend" müßte nach unseren Erfahrungen an Obduktionsbefunden häufig lauten: „Basisfraktur, in die Konvexität auslaufend", weil das Zentrum dieser Berstungsbrüche, wo der Bruchspalt im Augenblick der

Entstehung am weitesten klafft, oft in der Basis liegt und dadurch auch die Symptome der Sch.b.fr. vorherrschen. Infolge der später noch zu besprechenden Schwierigkeit, Sch.b.frn. am Röntgenbild überhaupt zu erkennen, kann der genaue Verlauf der Bruchlinien nur bei der Obduktion

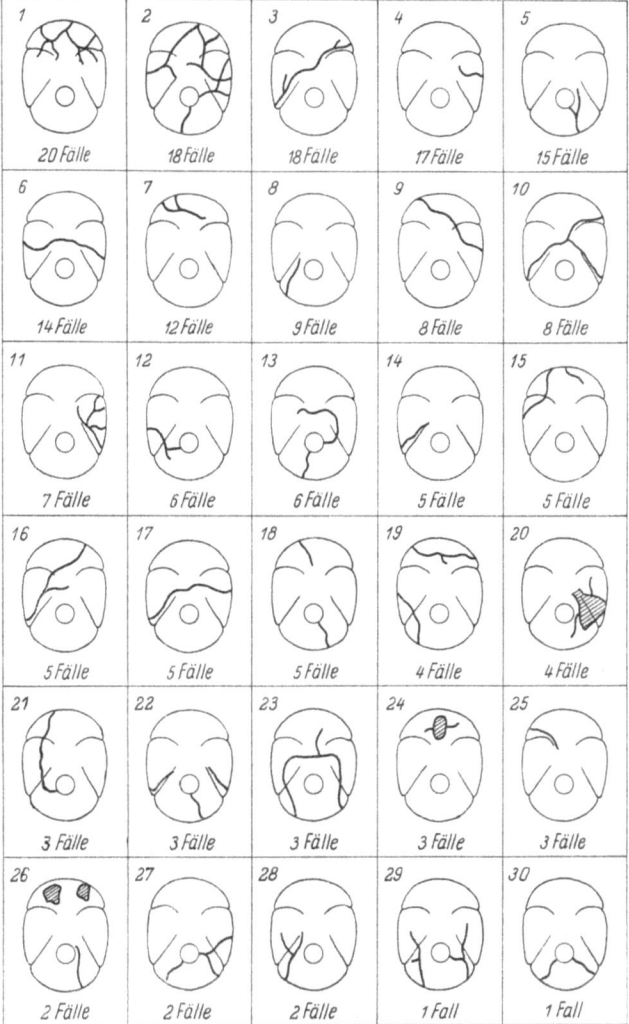

Abb. 4. Verlaufstypen der Bruchlinien bei 214 obduzierten Schädelbasisfrakturen

festgestellt werden. Die dabei gewonnenen Ergebnisse über die Häufigkeit einzelner Frakturtypen geben die Verhältnisse bei sämtlichen Sch.b.frn. nur verzerrt wieder, da natürlich bei tödlichen Fällen die schweren Bruchformen überwiegen. Bei 214 Sektionsprotokollen des Pathologisch-Anatomischen Institutes der Universität Wien (Vorstand:

Prof. Dr. H. CHIARI) verfügen wir über genaue Skizzen der Bruchlinien. Diese sind in Abb. 4, nach der Häufigkeit geordnet, schematisch dargestellt. An erster Stelle stehen die Trümmerbrüche der vorderen Schädelgrube. Fast ebenso häufig waren Trümmerbrüche der gesamten Basis mit zahllosen Bruchlinien sowie Schrägbrüche von einer Pyramidenvorderkante durch die Sella zur Ala parva der Gegenseite.

Von besonderer Bedeutung sind die Brüche der vorderen Schädelgrube, welche Nebenhöhlen eröffnen, und die Felsenbeinbrüche mit Mittelohrbeteiligung, weil hier in weiterem Sinne offene Frakturen vorliegen. Von den cerebralen Nebenhöhlenwänden sind die fragile Siebbeinplatte und die Stirnhöhlenhinterwand am häufigsten gebrochen. Brüche der Keilbeinhöhle sind seltener und werden intra vitam oft nicht erkannt[257]. Die Dura kann durch Knochensplitter angespießt werden und an Stellen, wo sie fest am Knochen haftet, wie z. B. an der Siebbeinplatte, auch bei linearen Frakturen einreißen. Daß praktisch keine Sch.b.fr. im Bereiche der Nebenhöhlen eine Duraverletzung vermissen läßt[302], können wir nicht bestätigen. Die Hauptgefahr der Duraeröffnung ist die mögliche Infektion der Meningen. Der Riß der harten Hirnhaut kann nur ad integrum verheilen, wenn nichts interponiert ist und wenn die Ränder nicht klaffen[38]. Neben der, in der Literatur als selten bezeichneten, echten Heilung kann der Defekt durch Gehirntamponade, arachnoidale Verklebungen oder durch das Auswachsen der Nebenhöhlenschleimhaut verschlossen werden, wobei aber der Infektionsschutz nicht absolut sicher ist[175].

Brüche des Schläfenbeines stehen zahlenmäßig bei den Sch.b.frn. an der Spitze. Wir fanden sie bei 51% der obduzierten Fälle. Am häufigsten sind Pyramidenlängsbrüche, meist an der Vorder-, seltener an der Hinterkante. Weitere typische Frakturen sind die Pyramidenquerbrüche und die occipitotemporalen, in die Mastoidzellen einstrahlenden, Nahtsprengungen. Seltene und besonders schwere Bruchformen sind die Kombination von Längs- und Querfraktur, die totale Absprengung der Pyramide oder des Processus mastoideus und die Aussprengung des Tegmen tympani[17, 150, 240, 246, 288, 295]. Der Subduralraum wird bei Längsbrüchen eventuell im Bereiche des Tegmen tympani eröffnet, bei Querbrüchen stets im inneren Gehörgang. Die Möglichkeit einer endokraniellen Infektion besteht auch bei intaktem Trommelfell über die Tube[261]. Die anatomischen Schädigungen des Gehör- und Gleichgewichtsorganes bei Schläfenbeinbrüchen hat vor allem ULRICH genau studiert. Er fand bei den Längsbrüchen die Labyrinthkapsel immer intakt und keine Schädigung des Endolymphraumes. Die Hauptveränderungen lagen immer im Mittelohr. Es bestanden immer ein Hämatotympanon, häufig Läsionen des M. tensor tympani und ein Trommelfellriß. Selten waren Luxationen und noch seltener Frakturen der Gehörknöchelchen. Brüche im Bereich des Canalis N. facialis waren verhältnismäßig selten und die dabei im Nerven gefundenen Blutungen meist nicht schwer. Klinisch besteht in der Regel eine mittelgradige Schwerhörigkeit. Es kommt aber auch totale Taubheit vor[295]. Manche Autoren sahen nie eine sekundäre Verschlechterung des nach dem Unfall bestehenden Hörvermögens[234, 288], andere schon [247]. Pyramidenquerbrüche durchsetzen nach ULRICH meist die Labyrinthkapsel und führen zu Splitterungen vor allem im Bereiche der Schnecke sowie zu Zerreißungen des häutigen Labyrinthes. In seltenen Fällen ist der Bruch auf die besonders spröde Labyrinthkapsel beschränkt und erreicht nicht die Oberfläche der Pyramide. Innenohrbrüche haben dauernde Taubheit und Ausfall der Vestibularisfunktion zur Folge. Am Mittelohr ist nur die mediale Wand betroffen und die Stapesplatte oft zerstört. Ein Hämatotympanon wird häufig gefunden, selten ein Liquortympanon [295]. Das Trommelfell ist intakt. Die Bruchlinie durchsetzt bei etwa 50% der Querbrüche das innere Knie des Canalis N. facialis. Die Resorption eines Hämatotympanon beginnt meist in der zweiten Woche und ist zwei bis vier Wochen nach dem Unfall abgeschlossen [234].

V. Symptome der Schädelbasisfraktur

In diesem Kapitel werden nur Symptome abgehandelt, die durch die Fraktur an sich verursacht werden. Die meist bestehende Mitverletzung des Gehirnes wird später besprochen.

1. Hämatome

Lidhämatome — das klassische Brillen- und das einseitige Monokelhämatom — sind bei Schädeltraumen sehr häufig. Ihr Wert als Symptom einer Sch.b.fr. ist nicht sehr groß und besteht nur bei Auftreten nach einer Latenzzeit von mehreren Stunden. Meist sind Lidhämatome durch lokale Kontusionen oder Wunden bedingt, treten schon kurz nach dem Unfall auf und überschreiten oft die Grenzen des Orbitalrandes. Auch bei Nasenbein- und Oberkieferbrüchen kommen sie vor [308]. Von unseren 571 Patienten hatten 96 ein einseitiges und 78 ein doppelseitiges Lidhämatom bereits bei der Aufnahme. Ein erst am nächsten Tag aufgetretenes Brillenhämatom ist nur einmal in den Krankengeschichten erwähnt. Bei Brüchen im Bereiche der Fissura orbitalis sup. kann es entlang des M. rectus lateralis, der als einziger gerader Augenmuskel direkt vom Knochen entspringt, zu einer lateralen, dreieckigen, subkonjunktivalen Blutung kommen [135]. ROWBOTHAM [233] hält ein subkonjunktivales Hämatom für den Beweis einer Sch.b.fr., wenn dessen hintere Grenze auch bei Bulbusbewegungen nicht sichtbar wird, oder wenn es durch seine Größe den Augapfel verlagert bzw. dessen Beweglichkeit einschränkt. Eine Protrusio bulbi spricht sehr für eine Orbitaldachfraktur. Wir sahen sie achtmal ein- und siebenmal doppelseitig.

Ein ausgeprägtes Hämatom über dem Processus mastoideus bei Schläfenbeinfraktur konnten wir nur einmal beobachten.

2. Blutungen nach außen

Blutaustritt aus Mund und Nase hat nur beschränkte Beweiskraft für eine Sch.b.fr. Nasenbein- und Oberkieferfrakturen sowie Schleimhautverletzungen müssen ausgeschlossen werden. Epipharynxhämatome sind verdächtig auf Bruch der mittleren Schädelgrube [257]. Blutungen vom Rachendach können profus sein und eine Epipharynxtamponade nötig machen. Wir beobachteten 152 mal Blutaustritt aus der Nase und 80 mal aus dem Mund. Nasenbeinbrüche wurden nur bei 11 Patienten festgestellt. Bei Obduktionen wurden die Frakturlinien nicht selten weit von den Nebenhöhlen entfernt gefunden.

Blutung aus einem Ohr spricht sehr für eine Sch.b.fr., wenn ausgeschlossen werden kann, daß das Blut von außen in den Gehörgang geronnen ist[97]. Isolierte Brüche der Gehörgangswand ohne Beteiligung der Basis sind selten. Die Hauptursache einer Ohrblutung ist die Pyramidenlängsfraktur mit Trommelfellzerreißung. Ein Hämatotympanon bei intaktem Trommelfell hat die gleiche diagnostische Bedeutung und spricht bei Taubheit für einen Querbruch der Pyramide. Diese Diagnose kann nur der Ohrenarzt sicher stellen. Entsprechend der großen Häufigkeit der Schläfenbeinbrüche sahen wir 271 mal eine Blutung aus einem Ohr und 24 mal aus beiden Ohren. Ein Hämatotympanon ohne Trommelfellriß wurde nur sechsmal diagnostiziert. Die innerhalb der ersten Tage verstorbenen Patienten ohne Ohrblutung wurden aber meist nicht otiatrisch untersucht.

3. Austritt von Schädelinhalt

Der Austritt von Liquor oder Gehirnbrei aus Nase oder Ohr ist ein sicherer Beweis für eine Sch.b.fr., kommt aber nur selten vor. In der Literatur wurde bei 129 Sch.b.frn. dreimal[29], bei 90 Fällen siebenmal[80], bei 58 Fällen viermal[95] und bei 109 Fällen niemals[97] Liquorfluß gefunden, häufiger aus einem Ohr als aus der Nase. Sehr selten ist die nasale Liquorrhoe durch die Tube bei Pyramidenquerbrüchen[52, 199]. Eine gleichzeitige stärkere Blutung kann die Liquorrhoe zunächst überdecken, die infolgedessen bei kurzer Dauer wahrscheinlich oft gar nicht erkannt wird. Damit wäre die seltene Feststellung eines Liquoraustrittes auch bei schweren Brüchen der vorderen Schädelgrube und der Pyramiden erklärbar. Bei den frontobasalen Frakturen besteht auch die Möglichkeit, daß der Liquor beim liegenden Patienten nicht durch die Nasenlöcher, sondern in den Pharynx abrinnt und verschluckt wird. Wir fanden bei 571 Sch.b.frn. nur dreimal eine Rhinorrhoe und 17 mal eine einseitige Otorrhoe. Gehirnaustritt ist noch seltener und fast stets tödlich. Wir sahen ihn einmal aus der Nase, zehnmal aus einem Ohr und einmal aus beiden Ohren. Von diesen 12 Patienten blieb nur einer am Leben.

4. Eintritt von Luft in das Schädelinnere

Eine intrakranielle Pneumatocele beweist eine Sch.b.fr. mit Eröffnung einer lufthaltigen Nebenhöhle. Da wir Pneumatocelen auf Röntgenbildern vom Tage der Verletzung nie gesehen haben, werden sie erst bei den Komplikationen der Sch.b.frn. besprochen.

5. Hirnnervenstörungen

Periphere Hirnnervenläsionen machen die Diagnose einer Sch.b.fr. sehr wahrscheinlich[5, 97], besonders wenn eine Gruppe benachbarter Nerven betroffen ist. Die Vulnerabilität der Hirnnerven durch Zerrung ist verkehrt proportional der Länge zwischen ihrem Austritt aus dem Gehirn und dem Durchtritt durch die Schädelbasis[288]. Ein sofortiger Funktionsausfall spricht für Anspießung, Einklemmung oder Zerreißung des Nerven, ein erst allmählich auftretender für Kompression durch Ödem oder Blutung. In letzterem Fall ist naturgemäß die Prognose besser. Die Angaben in der Literatur über die Häufigkeit der Verletzung einzelner Hirnnerven sind nicht einheitlich, da deren Funktionsprüfung verschieden schwierig und zum Teil an bewußtlosen Patienten unmöglich ist. Die größte Zahl geschädigter Hirnnerven bei einem Patienten fand MUZZARETTI (zit. bei[5]), nämlich acht (IV, V, VII, VIII, IX, X, XI, XII).

Riechstörungen werden vom Patienten oft nicht bemerkt und können bei Bewußtlosigkeit auch nicht festgestellt werden. Man findet Olfactoriusläsionen nicht nur bei Siebbeinbrüchen, sondern auch bei occipitalen Traumen, bei denen durch die Schleuderbewegungen des Gehirnes die Fila olfactoria abreißen können[139, 266], andererseits die Bulbi olfactorii durch frontobasale Gegenstoßkontusionen oft schwer geschädigt werden, wie man autoptisch sieht. Die Feststellung einer Anosmie allein hat somit für die Diagnose einer Sch.b.fr. keine große Bedeutung.

Der N. opticus wird in der Regel bei frontalen Traumen geschädigt. Er kann durch Knochensplitter im Canalis opticus angespießt und durch Blutung oder Ödem komprimiert werden, oder er wird in seltenen Fällen hinter dem Canalis opticus ein- bzw. abgerissen. Ebenso können nutritive Gefäße verletzt werden oder thrombosieren[165, 182]. Die Schädigung wird, vor allem bei bewußtlosen Patienten, oft erst nach Tagen erkannt. Eine einseitige Sehstörung nach freiem Intervall — nie später als am dritten Tag[165] — spricht für Nervenkompression im Canalis opticus durch Ödem; eine doppelseitige Amaurose spricht für eine Läsion des Chiasma und der seltene partielle Gesichtsfeldausfall für Blutung in die Sehnervenscheide[229]. Häufig besteht amaurotische Pupillenstarre, d. h. Fehlen der konsensuellen Lichtreaktion des gesunden Auges, erhaltene des kranken. Der Fundus ist meist normal und zeigt erst nach zwei bis drei Wochen das Bild der Opticusatrophie[139, 165, 229]. LANDOLDT[165] fand bei 19 Fällen im Röntgen 14mal eine sichere Fraktur des Canalis opticus, wobei dessen mediale Wand nie betroffen war. (Aufnahmetechnik nach RHEESE-GOALWIN.) Eine sekundäre Verschlechterung des verbliebenen Sehvermögens trat nie ein, eine wesentliche Besserung nur einmal. Frakturcallus mit Spätschaden durch Druck auf den Nerven kam nicht vor.

Der N. oculomotorius ist relativ häufig bei Sch.b.frn. geschädigt. Bei Läsionen im Bereiche der Fissura orbitalis sup. sind meist auch die anderen Augenmuskelnerven betroffen, so daß das Bild der totalen Ophthalmoplegie entsteht. Bei Verletzungen in der Orbita sind nur mehr einzelne Muskelgruppen gelähmt[139]. Das sekundäre Auftreten einer weiten, lichtstarren Pupille spricht für Oculomotoriuskompression durch Schläfenlappeneinklemmung im Tentoriumschlitz bei steigendem Hirndruck.

Der N. trochlearis ist selten gelähmt, ebenso der N. trigeminus. Bei letzterem werden vor allem periphere, sensible Astläsionen gefunden, während die motorische Portion meist intakt bleibt [139, 193].

Lähmungen des N. abducens werden bei Sch.b.frn. nach der Facialislähmung am zweithäufigsten gefunden [5, 29, 97]. Zur genauen Diagnose von Verletzungen des Sehnerven und der Augenmuskelnerven ist die Zuziehung eines Augenarztes notwendig.

Entsprechend der großen Zahl von Schläfenbeinbrüchen stehen die Lähmungen des N. facialis zahlenmäßig an der Spitze [5, 29, 80, 97]. Sie treten bei etwa 15% der Pyramidenlängsbrüche und 50% der Pyramidenquerbrüche auf, bei ersteren manchmal erst allmählich infolge Kompression des Nerven durch Blutung oder Ödem [118, 288]. Histologische Studien ergaben bei Längsbrüchen nie so schwere Veränderungen im Nerven, daß eine Restitutio ad integrum nicht möglich gewesen wäre [288].

Schädigungen des N. statoacusticus sind bei Schläfenbeinbrüchen ebenfalls sehr häufig. Vor allem Querfrakturen führen zu völliger Taubheit und Labyrinthzerstörung [247, 288, 295]. Innenohrschädigungen bei Schädeltraumen ohne Fraktur — als Commotio labyrinthi bezeichnet — werden beschrieben [247] und geleugnet [288]. Diesbezügliche genaue Untersuchungen sind im Frühstadium nicht oder nur schwer möglich, wie z. B. die Prüfung der Labyrinthfunktion bei Blutung aus dem Ohr. Auch die Abgrenzung von Mittelohrschäden ist nicht immer leicht, und schließlich müssen, besonders bei älteren Menschen, vorher bestehende Gehörstörungen in Betracht gezogen werden. Zur Frühdiagnose einer Sch.b.fr. scheiden Störungen des N. statoacusticus also weitgehend aus und bleiben einer späteren genauen ohrenärztlichen Untersuchung vorbehalten.

Lähmungen der Vagusgruppe (IX, X, XI) und des N. hypoglossus sind selten beschrieben. Sie sind bei bewußtlosen Patienten kaum diagnostizierbar, und die Verletzungen, die am ehesten diese Nerven schädigen, nämlich die seltenen Ringbrüche der hinteren Schädelgrube, sind meist tödlich [5, 139]. MORIAN [195] beschrieb 1931 19 Fälle von Lähmungen der Vagusgruppe nach Schädeltraumen aus der Literatur und fügte einen eigenen hinzu. Eine Sch.b.fr. war nicht immer nachweisbar. Von diesen 20 Patienten starben zwei an einer Aspirationspneumonie infolge der Schlucklähmung und einer an Glottisödem. Die Schlucklähmung ging bei den übrigen meist bald zurück, die Trapeziusparese blieb häufig bestehen.

Für die Frühdiagnose einer Sch.b.fr. sind somit vor allem Lähmungen der Augenmuskelnerven und des N. facialis sowie bei vorhandenem Bewußtsein auch Sehstörungen verwertbar. Sie sind ohne schwierige Prüfungen erkennbar und geben wichtige Hinweise bei den Frakturen der vorderen und seitlichen Basis.

Wir stellten bei 75 Patienten (13%) Hirnnervenschäden fest, wobei Geruchs- und Gehörstörungen nicht einbezogen sind. Nach der Häufigkeit geordnet, fanden wir 44 Facialis- und 17 Abducensparesen (davon eine doppelseitige), zehn Oculomotoriuslähmungen, sieben Opticusläsionen (davon sechs mit kompletter einseitiger Amaurose), fünf Ausfälle eines oder mehrerer Trigeminusäste und drei Trochlearislähmungen.

VI. Die Röntgendiagnose der Schädelbasisfraktur

Falls eine früher erlittene schwere Kopfverletzung anamnestisch ausgeschlossen werden kann, ist eine röntgenologisch sichtbare Frakturlinie für eine frische Sch.b.fr. beweisend. Um am Röntgenbild sichtbar zu sein, muß die Bruchlinie bestimmte Voraussetzungen erfüllen [187]. Sie muß eine gewisse Länge haben, und der Kontrast zur Umgebung muß groß genug sein. An sehr dünnen Knochen, wie z. B. dem Siebbein, sind Brüche ohne Dislokation daher schwer zu erkennen. Außerdem muß der Strahlengang annähernd in Richtung der Fraktur verlaufen, und diese darf nicht durch stark schattengebende Skeletteile überlagert sein. Daraus folgt bereits, daß auch bei guter Technik keineswegs alle Sch.b.frn. röntgenologisch nachweisbar sind [5, 29, 97, 120, 240]. Bei Kindern ist die Diagnose durch die zahlreichen offenen Nähte noch besonders erschwert, und Nahtsprengungen ohne sonstige Fraktur sind häufig [81]. Alle Autoren fertigen eine anterior-posteriore und eine seitliche Übersichtsaufnahme an. An zusätzlichen Bildern werden eine axiale Aufnahme am hängenden Kopf [5], eine Flächenaufnahme der Hinterhauptschuppe am vorgeneigten Kopf [206] oder zwei halbseitliche Aufnahmen bei Drehung des Kopfes um 45° nach rechts und links empfohlen, auf denen die Pyramiden, Orbitaldächer und Canales optici gut beurteilbar seien [259]. Zur speziellen Darstellung der Pyramidenfrakturen ist bei Längsbrüchen die Aufnahmetechnik nach SCHÜLLER oder MAYER besonders geeignet, bei Querbrüchen die nach STENVERS [20]. Zur genauen Lokalisation von Knochendefekten werden — z. B. bei Liquorfisteln — auch Stereo- und Schichtaufnahmen herangezogen [20, 23, 302]. Bei bewußtlosen und unruhigen Patienten sind oft kaum einwandfreie Übersichtsbilder erzielbar, geschweige denn komplizierte Spezialaufnahmen. Da die Röntgenuntersuchung nicht dringlich ist, soll das akute Stadium der Hirnverletzung abgewartet werden, bis annehmbare Untersuchungsbedingungen bestehen. Sie soll aber in jedem Falle vorgenommen werden, da eine bewiesene Fraktur als Zeichen einer großen Gewalteinwirkung von Bedeutung ist [206], ganz abgesehen von den Komplikationsmöglichkeiten einzelner Bruchlokalisationen. Auch werden manche Sch.b.frn. nur im Röntgenbild erkannt, wenn klinische Zeichen fehlen. Wir gehen so vor, daß wir so bald als möglich eine a.-p. und eine seitliche Übersichtsaufnahme des Schädels an der Unfallstation machen. Falls die Bilder trotz klinischer Zeichen einer Sch.b.fr. negativ oder die Frakturlinien nicht gut genug sichtbar sind, lassen wir den Patienten vor der Entlassung im Zentralröntgeninstitut der Universität Wien (Vorstand: Prof. Dr. E. G. MAYER) noch einmal genau untersuchen, wo auch eventuell nötige Spezialaufnahmen angefertigt werden. Ein genauer Prozentsatz der röntgenologisch nicht nachweisbaren Sch.b.frn. läßt sich nicht angeben, weil wir bei vielen tödlichen Fällen keine Bilder anfertigen konnten. Bei der großen Mehrzahl röntgenisierter Patienten mit den klinischen Zeichen einer Sch.b.fr. war eine Bruchlinie sichtbar. Bei Operationen und Obduktionen waren die Frakturen manchmal viel ausgedehnter als am Röntgenbild, und einzelne sichere Sch.b.frn. waren auch auf Spezialaufnahmen nicht nachweisbar.

VII. Begleitende Verletzungen des Schädelinhaltes, Komplikationen der Schädelbasisfrakturen und spezielle diagnostische Methoden zu deren Erkennung

1. Verletzungen des Gehirnes

Ein Trauma von der Schwere, daß es eine Sch.b.fr. verursacht, führt meistens auch zu einer Schädigung des Gehirnes [5, 80, 97, 120, 149]. In dieser Hinsicht wird aber die Bedeutung der Fraktur vielfach überschätzt. Da deren Erzeugung Energie des Trauma verbraucht, wirkt sie sogar eher günstig [7]. Der alten Einteilung der Gehirnverletzungen in Commotio und Contusio cerebri stellt TÖNNIS [280] seine Gliederung in Hirnschaden I—III gegenüber, welche auf der Rückbildungsdauer der Funktionsausfälle basiert. Diese beträgt beim Hirnschaden I bis zu vier Tagen, beim Hirnschaden II bis zu drei Wochen und beim Hirnschaden III noch länger. In letzterem Falle ist die Rückbildung oft nicht vollständig. Nach TÖNNIS hat jeder Gehirnbezirk sein eigenes Commotionssyndrom, nicht nur der Hirnstamm. Diese Einteilung wurde auch von anderen Autoren übernommen [33]. Laufende, genaue Aufzeichnung der erhobenen Befunde ist sehr wichtig, wofür eigene Formulare angegeben wurden [296]. Als Ursache des klassischen Commotionssyndromes — sofortige Bewußtseinsstörung, retrograde Amnesie und vegetative Symptome — wurden verschiedene reversible Störungen angenommen und vor allem in das Hirnstammgebiet lokalisiert [181, 263]. Die Spezifität des Commotionssyndromes wurde bezweifelt, weil die gleiche, psychisch-vegetative Symptomatik auch bei peripheren Verletzungen beobachtet wurde [307]. L. SCHÖNBAUER fand bei experimentell erzeugter Commotio Plasmaaustritte aus den Capillaren. In neuerer Zeit wird auch Thixotropie als Ursache des Commotionssyndromes angenommen, das heißt eine Zustandsänderung im Protoplasma der Ganglienzellen in dem Sinne, daß durch die mechanische Einwirkung Gele zu Solen verflüssigt werden. Diese Veränderungen wurden in der gesamten grauen Substanz gefunden; nur wird die corticale Symptomatik durch die eindrucksvollen Stammhirnsymptome meist überdeckt [90, 219]. Die obere Grenze der Bewußtlosigkeitsdauer bei reiner Commotio wird mit einer [7] bis sechs [149] Stunden angegeben. Wenn darunter wirklich tiefe Bewußtlosigkeit verstanden wird, erscheint mir letztere Angabe zu hoch. Die posttraumatischen Bewußtseinsstörungen sind mannigfaltig und können auch sekundär durch einen Kollaps bedingt sein, womit sie dann als Gradmesser für die Schwere der Hirnverletzung unbrauchbar werden [6]. In manchen Fällen herrschen die vegetativen Symptome, wie z. B. Erbrechen, vor. Der Prozentsatz von Sch.b.frn. ohne Bewußtlosigkeit ist besonders bei kleinen Kindern hoch [81]. Die Contusio cerebri tritt als makroskopisch sichtbare Gehirnschädigung vor allem am Orte der einwirkenden Gewalt auf und fernab davon durch Gegenstoßwirkung, welche verschieden erklärt wird [173, 243, 258, 322]. Da meist die Gehirnoberfläche betroffen ist, kommt es zu subarachnoidalen Blutungen, und der Liquor wird blutig. Die Angabe, daß der Blutgehalt des Liquors im allgemeinen in direktem Verhältnis zur Gefährlichkeit der Hirnverletzung steht [163], entspricht auch unseren Erfahrungen. Der diagnostische Wert einer Lumbalpunktion bei Schädelverletzten wird von manchen Autoren für bedeutend gehalten [5, 86, 163, 239, 280, 289], von anderen für gering [139, 149, 171, 207]. Auf die Möglichkeit einer wesentlichen Verschlechterung des Zustandes nach Lumbalpunktion bei gesteigertem Hirndruck mit Temporallappeneinklemmung im Tentoriumschlitz wird hingewiesen [197]. Bei der Commotio wurde nie blutiger Liquor gefunden [289]. Zu der im akuten Stadium der Schädel-Hirnverletzung wichtigsten Entscheidung, ob eine operativ zu behandelnde intrakranielle Blutung vorliegt, kann die Lumbalpunktion nur wenig beitragen. Beim epiduralen Hämatom ohne Hirnkontusion ist der Liquor nicht blutig, bei der akuten traumatischen Subduralblutung meist schon, da diese ihre Ursache fast immer in einer Hirnquetschung mit Zerreißung der Arachnoidea hat. Wir haben nur in 54 Fällen im akuten Stadium lumbalpunktiert und dabei siebenmal klaren (drei Todesfälle) und 47mal blutigen Liquor (30 Todesfälle) gefunden. Unerläßlich ist die Punktion bei Verdacht auf Meningitis [139]. Bei der Contusio cerebri kommt es durch Ausbildung eines perifokalen oder auch generalisierten Hirnödems zunächst häufig zu einer Progredienz der Symptome [7, 100]. Serienmäßig angefertigte suboccipitale Pneumencephalogramme zeigten etwa zehn Tage lang ein Hirnödem mit Ventrikelkompression, das dann wieder abnahm. Nach weiteren zehn Tagen war der Normalzustand erreicht, oder es entwickelte sich eine zunehmende Hirnatrophie [30, 301]. Es sind auch Fälle von Spätödemen des Gehirnes beschrieben, die erst Wochen bis Monate nach dem Trauma auftraten [154]. Bei einem großen Teil der gedeckten Hirntraumen wurden Störungen des Liquorgleichgewichtes beobachtet [320], meist im Sinne einer Druckerhöhung [163, 223]. Posttraumatischer Liquordruckabfall ist selten, aber für die Therapie von großer Bedeutung. Die Contusio cerebri macht je nach ihrer Lokalisation verschiedene Symptome, zu deren Deutung womöglich ein Neurologe beigezogen werden soll. Die Hirnstammkontusion manifestiert sich im Bilde der Enthirnungsstarre mit weiten, lichtstarren Pupillen. Tritt dieses Syndrom erst allmählich auf, spricht dies für Uncuseinklemmung im Tentoriumschlitz mit Kompression des Hirnstammes und der Nn. oculomotorii infolge gesteigerten Hirndruckes [233]. Anisokorie bei erhaltener Lichtreaktion kann auch bei Commotio vorkommen und ist prognostisch wesentlich günstiger als bei fehlender [139, 297, 306]. Nystagmus wird auch bei der Commotio sehr häufig beobachtet [297]. Auf die von vielen Autoren gefundenen Störungen der Kreislaufregulation [33, 43, 55, 56, 222, 280], des Wasserhaushaltes [96, 168, 298], des Stoffwechsels [51, 55, 56, 58, 69, 70, 168, 205, 211] und des Blutbildes [11, 44, 55, 56, 61, 62, 70] soll hier nicht näher eingegangen werden. Soferne sie für die Therapie von Bedeutung sind, werden sie später in den entsprechenden Kapiteln besprochen. Die Ergebnisse sind vielfach einander widersprechend und wurden teilweise auch bei extrakraniellen Verletzungen gefunden [61, 62, 69, 70, 316]. Zahlreiche Autoren haben die elektroencephalographischen Veränderungen nach Hirntraumen studiert, wobei die diagnostische Bedeutung verschieden beurteilt wurde [68, 79, 84, 123, 126, 169, 176, 192, 225, 227, 264]. Manche empfehlen die frühzeitige Vornahme eines EEG, weil espr ognostisch wichtig sei und die Erkennung von Kontusionen in stummen Regionen ermögliche[79, 84, 126, 139]. Andere halten es in der akuten Phase als von rein wissenschaftlichem Interesse für entbehrlich, da es für Diagnose und Therapie nicht viel weiterhelfe und es insbesondere nicht ermögliche, die zu operierenden von den konservativ zu behandelnden Fällen zu trennen[68, 123, 176]. Die größte Bedeutung dürfte dem EEG in der Diagnostik posttraumatischer Anfallsleiden zukommen[123, 227]. Bei frischen Schädeltraumen wenden wir es nicht als diagnostische Routinemethode an.

Wir fanden bei 571 Sch.b.frn. in 55 Fällen (9,6%) keine Symptome einer Gehirnbeteiligung. Das Durchschnittsalter dieser Patienten war mit 34,6 Jahren deutlich niedriger als der Gesamtdurchschnitt von 45,5 Jahren. 108mal lag eine leichte bis mittelschwere Commotio vor und 107mal eine schwere. Letztere wurde dann diagnostiziert, wenn die Patienten bei der Einlieferung noch tief bewußtlos waren und schwere vegetative Symptome (wiederholtes Erbrechen usw.) ohne neurologisch faßbare Herdzeichen bestanden. Hirnkontusionen wurden 301mal gefunden, davon 60 leichtere und 241 schwere Fälle. Fast immer bestand gleichzeitig ein Commotionssyndrom. Neben neurologischen Ausfällen motorischer und sensibler Art in der Peripherie wurde einmal eine motorische und viermal eine sensorische Aphasie beobachtet. Bei der Einlieferung waren 285 Patienten tief bewußtlos, 167 verschiedengradig benommen und 119 voll bei Bewußtsein. Folgende Pupillenstörungen wurden bereits bei der Erstuntersuchung gefunden: 43mal Anisokorie mit erhaltener Lichtreaktion (12 Todesfälle, das sind 28%), 59mal Anisokorie mit Lichtstarre der weiten Pupille (47 Todesfälle, das sind 80%) und 90mal beidseits weite, lichtstarre Pupillen (84 Todesfälle, das sind 93%). Die ungünstige Prognose der Pupillenstarre geht somit auch aus unserem Krankengut klar hervor.

2. Posttraumatische Psychosen

Kurzdauernde Verwirrtheitszustände sind nach schweren Schädeltraumen keine Seltenheit. So schwere psychische Veränderungen, daß der Patient an eine geschlossene psychiatrische Abteilung verlegt werden mußte, sahen wir nach 571 Sch.b.frn. nur siebenmal. Fälle von Suicidversuch als Unfallsursache sind dabei nicht mitgezählt. Ein Patient war 20 Jahre alt; das Durchschnittsalter der übrigen sechs betrug 67 Jahre. Möglicherweise spielen bestehende Altersveränderungen des Gehirnes eine Rolle. In allen Fällen bestanden Zeichen einer Hirnkontusion, was sich mit den Angaben der Literatur deckt[59]. Werden nach einem schweren Schädeltrauma auffallend wenig Beschwerden geäußert und besteht eine Euphorie, ist dies auf eine Orbitalhirnschädigung verdächtig. Die Gefahr dieses Zustandsbildes besteht in der Verkennung der Schwere der Verletzung und vorzeitiger Entlassung aus dem Krankenhaus. Geruchsstörungen geben einen diagnostischen Hinweis[136, 153].

3. Epidurale Hämatome

Ein epidurales Hämatom kann zwar auch bei Schädeltraumen ohne Fraktur oder auf der der Fraktur gegenüberliegenden Seite entstehen [254, 324], aber diese Fälle sind selten [268]. Meist wird es in der Gegend der Bruchlinie gefunden. Bei den temporobasalen Sch.b.frn. ist die Möglichkeit einer Verletzung größerer Äste oder des Stammes der A. meningea media, welche durch das Foramen spinosum in das Schädelinnere eintritt, in besonderem Maße gegeben. Die häufigste Blutungsquelle sind die Diploegefäße im Sinne eines Frakturhämatomes; nur werden diese Blutungen selten so groß, daß sie Kompressionssymptome machen [233]. Das Blut des epiduralen Hämatomes mit Compressio cerebri stammt in der Mehrzahl der Fälle aus Verletzungen der A. meningea media bzw. ihrer Äste. Seltenere Ursachen sind Risse eines venösen Sinus [171] oder der bei Kindern zahlreichen direkten Gefäßverbindungen zwischen Dura und Knochen [232] oder der Abriß einer *Pacchionischen* Granulation. Von 83 epiduralen Hämatomen [116] fanden sich 15 frontal, 54 temporal, 5 parasagittal und 9 in der hinteren Schädelgrube. Bei 125 anderen Fällen [324] lagen 9 Hämatome frontal, 100 temporal, 11 parietal und 5 occipital. Die frontal gelegenen epiduralen Hämatome stammen meist von Ästen der A. ophthalmica, nämlich der A. meningea ant. oder der A. meningeo-lacrimalis. Letztere stellt eine Verbindung zwischen den Verteilungsgebieten der A. carotis interna und externa her, durchbohrt meist den kleinen Keilbeinflügel in einem Foramen meningeoorbitale und kann sehr stark entwickelt sein [207]. Cerebellare extradurale Hämatome sind selten, und jeder Autor verfügt daher nur über wenige eigene Beobachtungen [3, 4, 10, 72, 78, 115, 133, 159, 172, 198, 287]. Die Blutungsquelle war hier fast immer ein Riß im Sinus transversus bei einer diesen kreuzenden Fraktur des Os occipitale. Die Fraktur fehlte sehr selten [10, 287], noch seltener der Sinusriß [4].

Der Verlauf eines epiduralen Hämatomes ist infolge der meist arteriellen Genese in der Regel ein akuter und der Zeitraum zwischen dem Unfall und den Erscheinungen der Compressio cerebri selten länger als 24 Stunden [7]. In klassischen Fällen imponiert dieser Zeitraum als freies Intervall in der Weise, daß der Patient zuerst bei Bewußtsein ist oder nach Abklingen der commotionellen Erscheinungen ansprechbar wird und nach einiger Zeit — meist wenigen Stunden — wieder zunehmend bewußtlos wird. Weitere Symptome sind die Anisokorie mit weiter, lichtstarrer Pupille durch Druck auf den N. oculomotorius, meist auf der Hämatomseite. Ebenfalls häufig sind Halbseitenzeichen, in erster Linie eine spastische Hemiplegie der Gegenseite. Dadurch, daß das Hämatom den Pedunculus cerebri der anderen Seite gegen den Tentoriumrand drückt, kann die erweiterte Pupille auf der Gegenseite und die Hemiplegie auf der Herdseite auftreten. Epileptische Anfälle kommen vor, eventuell vom Jackson-Typ, und man findet den bradykarden Druckpuls, der mit zunehmender Dekompensation des Hirndruckes immer frequenter und kleiner wird. Zur Entstehung einer Stauungspapille kommt es in der kurzen Zeit meist nicht [7, 324]. Das die Diagnose sehr erleichternde freie Intervall wird leider oft vermißt [29, 268], indem sich die primäre Bewußtlosigkeit bei gleichzeitig bestehender schwerer Hirnverletzung nicht aufhellt, sondern weiter vertieft. Auch die neurologischen Symptome können durch Hirnkontusionen mannigfaltig sein. In seltenen Fällen verläuft das epidurale Hämatom protrahiert mit einem Intervall von mehreren Tagen bis Wochen, ja sogar Monaten [148]. Als Ursache dieser langsamen Entstehung wurden venöse Blutungen, Verletzungen kleiner Meningeaäste, traumatische Meningeaaneurysmen mit sekundärer Ruptur, temporäre Selbsttamponade und vorübergehendes Ausweichen der Blutung durch einen breiten Bruchspalt in den subgalealen Raum beschrieben [104, 133, 140, 148, 232, 254]. Die cerebellaren epiduralen Hämatome haben relativ am häufigsten ein langes freies Intervall infolge ihrer meist venösen Genese (Sinus transversus). Die häufigsten Symptome dieser Blutungen sind: Zeichen eines occipitalen Trauma, Fraktur im Os occipitale, die den Sinus transversus kreuzt, zunehmende Bewußtseinstrübung, Nackensteife, Kopfschmerz und Erbrechen. Ferner kommen Anisokorie, Halbseitenzeichen und bei protrahiertem Verlauf auch Stauungspapillen vor [10, 115]. Nach Lumbalpunktion kann es durch Hirnstammkompression infolge Einklemmung der Kleinhirntonsillen im Foramen occipitale magnum zum sofortigen Exitus kommen [10].

Die Abgrenzung einer komprimierenden endokraniellen, extracerebralen Blutung von der Contusio cerebri und der cerebralen Fettembolie allein auf Grund des neurologischen Befundes kann sehr schwierig, ja unmöglich sein. Mit ziemlicher Sicherheit läßt sich die Diagnose arteriographisch stellen. Da es nur sehr selten gelingt, ein von der A. meningea media stammendes Extravasat durch Kontrastfüllung der A. carotis ext. darzustellen [177], kommt vornehmlich der indirekte Nachweis durch Angiographie der A. carotis int. in Frage. Dabei sieht man, daß die A. cerebri anterior bei einseitiger Blutung nach der Gegenseite verlagert ist und daß die cerebralen Rindengefäße im Bereiche des Hämatomes segmentförmig von der Schädelkapsel abgedrängt sind. Bei der üblichen a.-p. Aufnahme ist dieser Befund nur deutlich, wenn das Hämatom — wie meistens der Fall — temporoparietal liegt und somit tangential getroffen wird. Ob eine epi- oder subdurale Blutung vorliegt, kann arteriographisch nicht sicher unterschieden werden [76, 77]. Dies ist bedeutungslos, da die Operationsindikation in beiden Fällen gegeben ist. Viele Autoren empfehlen die percutane Carotisangiographie bei Verdacht auf intrakranielle Blutung als Methode der Wahl auch im akuten Stadium der Hirnverletzung [71, 98, 147, 177, 278, 279]. Dem stark hypertonen Kontrastmittel (60%iges Urografin) wird dabei sogar ein dehydrierender, therapeutischer Effekt zugeschrieben [278, 279]. Dem steht die Ansicht vieler anderer Autoren gegenüber, welche bei Frischverletzten vor der Arteriographie als zu gefährlich warnen und die Anlegung von Bohrlöchern für besser halten. Diese hätten auch den Vorteil, daß bei positivem Befund sofort die weiteren operativen Maßnahmen ergriffen werden könnten, während die Arteriographie einen Zeitverlust darstelle [17, 75, 86, 102, 110, 112, 121, 130, 139, 171, 230]. Wir teilen letzteren Standpunkt weitgehend, zumal HOLUB an unserer Klinik zwei Patienten mit schweren Hirnkontusionen beobachtete, die sich nach der Arteriographie rapid verschlechterten und starben [110]. Außerdem kann man bei unruhigen Patienten ohne Narkose kaum gute Röntgenbilder erzielen. Bei zunehmender Verbesserung der Injektionstechnik, entsprechender Übung und schonender Durchführung bei nicht überstrecktem Hals mit wenigen ccm Kontrastmittel kann man die Indikation zur Carotisangiographie weiter stellen. Bei ganz frischen Hirnverletzungen und bei so schweren Symptomen, daß auch eine Verzögerung der Operation um eine halbe Stunde gefährlich erscheint, empfehlen wir bei Verdacht auf eine extracerebrale Blutung weiterhin die Probebohrung. In vielen Krankenhäusern fehlen aber für eine Carotisangiographie überhaupt die Voraussetzungen, in erster Linie ein mit ihrer Durchführung und der Beurteilung der Bilder vertrauter Arzt. Entsprechend den Hauptlokalisationen der epiduralen Hämatome werden auf jeder Seite vier Bohrlöcher empfohlen[139]: parietal, temporal vor dem Ohr, temporal hinter dem Ohr und frontal. Wir bohren zuerst parietotemporal und bei negativem Befund auch frontotemporal und occipital. Wird keine extracerebrale Blutung gefunden und besteht der dringende Verdacht auf einen raumbeschränkenden Prozeß, kann von den Bohrlöchern aus vorsichtig ventrikulographiert werden[112, 324]. Im allgemeinen sind aber Encephalographie und Ventrikulographie bei frischen Hirnverletzungen als zu eingreifend abzulehnen[71, 130, 139, 171]. Andere diagnostische Methoden zur Erkennung und Lokalisation intrakranieller Blutungen, wie das Rheoencephalogramm[130] oder die Echoencephalographie[170], haben anscheinend keine Verbreitung gefunden.

Wir sahen bei 571 Sch.b.frn. 18 komprimierende epidurale Hämatome (3,2%), welche 17mal auf der Frakturseite und nur einmal auf der Gegenseite auftraten. Flache, dem Bruchhämatom entsprechende Blutungen, welche bei Obduktionen oft gefunden wurden, sind dabei nicht mitgezählt. Ein Hämatom lag frontal, alle anderen temporoparietal. Neunmal wurde die Diagnose in vivo gestellt. Davon wurden acht Patienten operiert, einer verstarb auf dem Weg in den Operationssaal. In sieben von diesen neun Fällen bestand ein lucides Intervall (zweimal 30 Minuten, viermal zwei bis vier Stunden, einmal vier Tage), sechsmal eine weite, lichtstarre Pupille auf der Herdseite und sechsmal Halbseitenzeichen auf der Gegenseite. Neun epidurale Hämatome wurden erst bei der Obduktion gefunden. Bei diesen bestand nur zweimal ein angedeutetes lucides Intervall, und siebenmal lagen zusätzlich schwere Hirnkontusionen vor, die das Krankheitsbild von Anfang an beherrschten. Die Überlebenszeit dieser Patienten betrug viermal bis zu 12 Stunden und fünfmal 3—9 Tage. Die operative Therapie und ihre Ergebnisse werden später besprochen.

4. Subdurale Hämatome

Für das Auftreten einer akuten traumatischen Subduralblutung ist ein Schädelbruch nicht Bedingung; er wird aber nur selten vermißt[162, 304]. Bei Manifestierung der Blutung innerhalb 48 Stunden nach dem Unfall spricht man von akutem, zwischen dem zweiten und 14. Tag von subakutem subduralem Hämatom[48, 75]. Die Blutungsquellen sind in der ganz überwiegenden Mehrzahl der Fälle Hirnkontusionen mit Verletzung oberflächlicher Gefäße und Zerreißung der Arachnoidea[119, 145, 162, 218]. Diese Genese erklärt die Tatsache, daß subdurale Hämatome relativ häufig nicht auf der Frakturseite, sondern am Orte des Gegenstoßes oder doppelseitig gefunden werden[304], und daß der Liquor meist blutig ist[218]. Prädilektionslokalisation ist die Temporalregion[162,304]. Viel seltener stammt das Blut aus einem Sinusriß, einer Brückenvene oder aus einem Meningeaast bei gleichzeitigem Durariß[7,162,304]. Das akute subdurale Hämatom ist etwa doppelt so häufig wie das epidurale[218,249]. Geringfügige subdurale Blutansammlungen sind bei obduzierten Hirnkontusionen fast regelmäßig zu finden. Die Symptome des subduralen und des epiduralen Hämatomes sind bei fehlender Hirnverletzung im wesentlichen die gleichen. Letzteres verläuft meist foudroyanter. Da das klinische Bild beim akuten Subduralhämatom aber meist von einer schweren Hirnkontusion beherrscht wird[218,299] und ein freies Intervall in der Regel fehlt, ist die Diagnose meist sehr schwierig. Was beim epiduralen Hämatom bezüglich Arteriographie und Probebohrung gesagt wurde, gilt auch für das subdurale. Bei Kombination von Anisokorie mit Lichtstarre der weiten Pupille, Halbseiten- und Hirndruckzeichen ist, besonders bei allmählichem Auftreten, die Arteriographie oder die Probebohrung indiziert.

Wir sahen bei 571 Sch.b.frn. 29 massive subdurale Blutungen (5,1%), von denen 21 innerhalb 48 Stunden nach dem Unfall auftraten und acht zwischen dem zweiten und 17. Tag. Bei 12 Patienten wurde die Diagnose in vivo gestellt und die Trepanation ausgeführt. Ein ausgeprägtes lucides Intervall bestand bei acht dieser Fälle und variierte von einer Stunde bis zu 13 Tagen. 17 subdurale Hämatome wurden erst bei der Obduktion gefunden, wobei 15mal schwere Hirnquetschungen bestanden und nur zweimal die Compressio cerebri die eigentliche Todesursache war. Bei den acht postoperativ verstorbenen Verletzten wurde stets eine schwere Hirnkontusion als Ursache des Hämatomes und des Todes gefunden. Die Blutungen traten 20mal auf der Frakturseite und neunmal auf der Gegenseite auf. Sie lagen immer temporal. Einzelheiten über die Therapie werden später besprochen.

5. Kombination von epi- und subduralem Hämatom

Kombiniertes Auftreten von epi- und subduralen Hämatomen ist kein ganz seltenes Ereignis[249,304,305]. Die Blutungen liegen dabei nicht immer auf derselben Seite[111], was durch den verschiedenen Entstehungsmechanismus erklärbar ist (epidurales Hämatom auf der Frakturseite, subdurales auf der Seite des Contre-coup). Bei unseren neun Fällen unter 571 Sch.b.frn. lagen die beiden Hämatome nur einmal kontralateral. Es bestand nie ein freies Intervall. Zwei Patienten wurden operiert; beide starben, einer davon in tabula. Siebenmal wurden die Blutungen erst autoptisch gefunden. In allen neun Fällen lagen schwere Hirnquetschungen vor. Zweimal hatten beide Hämatome eine gemeinsame Blutungsquelle, nämlich einen basalen Sinusriß und einen Abriß des Meningeastammes bei gleichzeitiger Duraruptur (sog. Zwerchsackhämatom).

6. Intracerebrale Hämatome

Akute traumatische intracerebrale Hämatome sind immer mit Hirnkontusionen vergesellschaftet und von diesen neurologisch nicht trennbar. Bei großen Blutungsherden bestehen die Symptome der Compressio cerebri. Die Lieblingslokalisation ist im Temporallappen [238]. Die Diagnose kann am ehesten und schonendsten arteriographisch gestellt werden, da die Hirnpunktion von Bohrlöchern aus ein erhebliches zusätzliches Trauma darstellt. Aus den letzten Jahren liegen einige Berichte über die chirurgische Ausräumung akuter traumatischer Hirnblutungen vor, wobei beachtliche Erfolge erzielt wurden [131, 167, 238]. Die Mehrzahl der Fälle wird infolge der Schwierigkeit der Diagnose und der Schwere der Hirnverletzung erst autoptisch gefunden [232], so auch unsere sechs unter 571 Sch.b.frn. beobachteten intracerebralen Blutungen, welche zweimal im Temporallappen, dreimal in den Stammganglien und einmal im Balken lokalisiert waren. Zweimal war die Blutungshöhle in das Ventrikelsystem eingebrochen. Ein angedeutetes lucides Intervall bestand in zwei Fällen. Drei Patienten lebten einige Stunden, je einer drei, acht und 18 Tage. Bei letzterem wurde arteriographiert und der Verdacht auf eine extracerebrale Blutung geäußert. Der Patient starb auf dem Weg in den Operationssaal. Über die an der neurochirurgischen Station der Klinik behandelten intracerebralen Hämatome verschiedener Genese wird BRENNER demnächst berichten.

7. Liquorfisteln

Der Austritt von Liquor aus Nase oder Ohr wurde bereits als beweisendes Symptom für eine Sch.b.fr. erwähnt. Eine Liquorfistel tritt meist binnen 48 Stunden, manchmal aber erst Wochen, ja sogar Jahre nach dem Unfall auf, weil Blutcoagula oder Hirnödem die Duralücke anfangs tamponieren können. Auch Sequesterabstoßung kann die Ursache einer Spätfistel sein [175, 281]. Bei posttraumatischem Liquoraustritt aus der Nase liegt der Defekt meist am Siebbein [281], seltener an der Stirnhöhlenhinterwand, noch seltener im Bereiche der Keilbeinhöhle [158]. Nasale Liquorrhoe durch die Tube bei Pyramidenbrüchen ist eine Rarität [52, 199]. Liquorfluß aus dem Ohr setzt eine Pyramidenfraktur mit Duraverletzung und Trommelfellruptur voraus und wird daher vor allem bei Längsbrüchen beobachtet. Die austretende Liquormenge kann auch bei ein und demselben Patienten wechseln. Intermittierendes Fließen, auch mit jahrelangen Pausen, kommt vor [175, 281]. Die wichtigste Differentialdiagnose der nasalen Liquorrhoe ist die Rhinitis vasomotorica. Die Liquorrhoe ist meist einseitig, wobei die Fistel aber nicht immer auf der Seite des rinnenden Nasenloches liegt [175, 281]. Einseitige Anosmie gibt meist einen verläßlichen Seitenhinweis. Ferner wird die Tropfenfolge des Liquors bei Kompression der Vv. jugulares beschleunigt, während die rein qualitative Bestimmung des Zucker- und Eiweißgehaltes nach neuesten Untersuchungen keine Differenzierung zwischen Liquor und Nebenhöhlensekret zuläßt [325]. Ein pulsierender Lichtreflex in der Nase spricht ebenfalls für eine Liquorfistel [203], deren Vorhandensein in Zweifelsfällen auch durch die intralumbale Einbringung von Farbstoffen (z. B. Indigokarmin) bewiesen werden kann, indem sich die austretende Flüssigkeit entsprechend färbt [226]. Zur genauen Lokalisation der Fistel werden spezielle Röntgenaufnahmen empfohlen (siehe früher) oder die Tamponade des oberen Nasenganges mit mehreren Wattetupfern und die hierauf folgende Einbringung von radioaktivem Natrium suboccipital, wobei dann der Tupfer mit der größten Radioaktivität den Sitz der Fistel anzeigt [39]. Die posttraumatische Liquorrhoe sistiert meist spontan nach wenigen Tagen, kann aber auch jahrelang bestehenbleiben (zit. bei [109]). Ihre Hauptgefahr ist die mögliche Infektion des Schädelinneren, in erster Linie die eitrige Meningitis. Die Möglichkeiten der spontanen Heilung eines Durarisses wurden bereits besprochen.

Wir sahen bei 20 von 571 Sch.b.frn. Liquorfluß, und zwar nur dreimal aus der Nase und 17 mal aus einem Ohr. In 19 Fällen trat die Liquorrhoe bereits in den ersten Stunden nach dem Unfall auf. Sieben dieser Patienten starben in den ersten zwei Tagen an schweren Hirnkontusionen. Bei den übrigen sistierte der Liquorfluß spätestens nach sieben, meist schon nach ein bis drei Tagen. Nur einmal begann eine Otorrhoe erst am zweiten Tag und hielt mehrere Wochen an. Die Behandlung der Liquorfisteln wird bei der speziellen Therapie der Brüche der vorderen und seitlichen Schädelbasis besprochen.

8. Pneumatocelen

Als extrakranielle Pneumatocele oder Pneumocephalus externus wird eine Luftansammlung in den Weichteilen außerhalb der Schädelkapsel bezeichnet, welche von einer Fraktur einer Nasennebenhöhle oder des Processus mastoideus ihren Ausgang nimmt [67]. KILLIAN [138] beschränkt diesen Begriff auf subgaleale Luftansammlungen, so daß die übrigen als Haut- oder Weichteilemphysem zu bezeichnen wären. Tritt Luft in das Schädelinnere ein, spricht man von intrakranieller Pneumatocele oder Pneumocephalus internus. Dieses Ereignis beweist eine Sch.b.fr. [87]. Je nach der Lokalisation der Luft wird eine extradurale, subdurale, subarachnoidale, ventrikuläre und intracerebrale Pneumatocele unterschieden. Häufig liegt eine Kombinationsform vor [73, 137]. Es kann sich um einen einfachen Austausch von ausfließendem Liquor gegen Luft handeln ohne Überdruck in der betreffenden Nebenhöhle [143], oder es bildet sich ein Ventilmechanismus, so daß bei Druckerhöhung (Niesen, Schneuzen, Pressen) Luft in das Schädelinnere gepreßt wird ohne kompensatorischen Liquorfluß [73, 74, 275, 281]. In Frühfällen breitet sich die Luft in den vorgebildeten Räumen aus, also subdural und subarachnoidal, und kann entgegen dem Liquorstrom in die Ventrikel gelangen [138, 281]. Bei Spätfällen handelt es sich meist um eine intracerebrale Pneumatocele durch Einpressen von Luft in eine Kontusionshöhle.

Eine extrakranielle Pneumatocele läßt sich palpatorisch und röntgenologisch meist nachweisen. Eine intrakranielle kann bei fehlendem Hirndruck ohne klinische Symptome verlaufen, so daß sie nur röntgenologisch nachweisbar ist, wobei besonders die ventrikuläre Form als „spontanes Ventrikulogramm" ein eindrucksvolles Bild gibt. Bei ausgedehnten Luftansammlungen wurden auch tympanitischer Klopfschall und Plätschergeräusche durch Liquorspiegel gefunden [73]. Eine massive epidurale Pneumatocele kann wie eine Blutung zur Compressio cerebri führen [208], während fortgesetztes Eindringen von Luft in einen Hirnkontusionsherd Tumorsymptome bietet [281]. Wenn die Zufuhr weiterer Luft unterbleibt, verschwindet eine Pneumatocele durch Resorption bald spontan. Die Gefahren der intrakraniellen Formen sind die Hirndrucksteigerung und die Infektion.

In den Röntgenbefunden von 571 Sch.b.frn. fanden wir nur einmal eine Luftansammlung in der Orbita bei Siebbeinfraktur. Die Therapie der Pneumatocelen wird später besprochen.

9. Sinusitis, Otitis, Pseudocholesteatom

Eine Nebenhöhlenfraktur führt im Röntgenbild zu einer Verschattung des betreffenden Sinus durch den Bluterguß. Außer bei unseren sechs Fällen rhinogener endokranieller Infektionen bestand nie ein Anhaltspunkt für eine traumatische eitrige Sinusitis.

Auch die Otitis media ist eine seltene Komplikation der Schläfenbeinbrüche. Bei 301 Sch.b.frn. mit Blutungen aus einem Ohr oder Hämatotympanon trat sie nur 13mal auf und war stets einseitig. In 12 Fällen bestand primär eine Ohrblutung, einmal nur ein Hämatotympanon. In letzterem Falle müssen die Infektionserreger über die Tube eingewandert sein. Die Diagnose wird in erster Linie durch den eitrigen Ausfluß aus dem meist bestehenden Trommelfellriß gestellt. Fieber fehlt bei ausreichender Abflußmöglichkeit oft. Wenn irgend möglich, soll die Behandlung in enger Zusammenarbeit mit einem Ohrenarzt durchgeführt werden. Diesbezügliche Einzelheiten werden später besprochen. Wir sahen bei unseren 13 Patienten keine Komplikationen, vor allem keine Meningitis, welche bei 13 Fällen der Literatur aus der vorantibiotischen Zeit zweimal auftrat [312].

Bei offenen Stirnhöhlenbrüchen und Pyramidenbrüchen mit Trommelfellruptur kann es durch Einklemmung von Epidermisteilchen im Bruchspalt zur Pseudocholesteatombildung kommen. Es handelt sich dabei um eine — besonders in der Stirnhöhle ausgesprochen seltene — Spätkomplikation, deren Behandlung Sache des Oto-Rhinologen ist [13, 57], weitere zit. bei [134].

10. Meningitis, Hirnabsceß

Hier sollen nur die Frühmeningitiden und Frühabscesse erörtert werden, worunter ich die Fälle verstehe, bei denen die Infektion während des an den Unfall anschließenden Krankenhausaufenthaltes ausbrach. Die Meningitis ist eine seltene Komplikation der Sch.b.fr.[5], und ihre Häufigkeit, bezogen auf alle Sch.b.frn., betrug auch in der vorantibiotischen Ära weniger als 5%[60, 80, 81, 85, 312]. Im Krankengut der I. Unfallstation aus den Jahren 1931—1934 fand sich unter 175 Sch.b.frn. kein Fall von Meningitis[149]. Die Möglichkeit des Eindringens pathogener Keime in das Schädelinnere ist nach gedeckten Sch.b.frn. nur bei Brüchen der Nebenhöhlen oder des Mittelohres gegeben, da hier praktisch offene Frakturen vorliegen. Als besonders gefährlich gelten Trümmerbrüche der vorderen Basis, welche durch Sekretstauungen und Nekrosen eine Infektion begünstigen[257]. Die rhinogene Meningitis hat nach der Literatur eine viel schlechtere Prognose als die otogene[5]. Manchmal tritt zuerst ein epiduraler Absceß auf, und die Infektion greift erst später auf die

Meningen über[257], wie auch wir dies in einem Fall beobachten konnten. Die Möglichkeit der Spätmeningitis nach Sch.b.frn. wird in der Literatur sehr betont und daraus meist die Notwendigkeit prophylaktischer Operationen abgeleitet, worauf später noch genau eingegangen wird. In einer Sammelstatistik wurde kein signifikanter Unterschied bezüglich Häufigkeit, Latenz (durchschnittlich vier Jahre) und Letalität zwischen otogenen und rhinogenen Spätmeningitiden gefunden[202]. Von den Felsenbeinbrüchen droht besonders den Querbrüchen eine Infektion, deren Weg von der Tube in das Mittelohr führt, von hier über die oft frakturierte oder luxierte Stapesplatte in das Innenohr und schließlich in den im inneren Gehörgang eröffneten Subduralraum[288]. Die Hauptsymptome der diffusen eitrigen Meningitis sind Kopfschmerz, Nackensteife und Fieber. Gesichert wird die Diagnose durch die Lumbalpunktion.

Wir sahen unter 571 Sch.b.frn. sieben Frühmeningitiden (1,2%) und einen Hirnabsceß. Die fünf rhinogenen Meningitiden traten zwischen dem dritten und neunten Tag auf. Zweimal handelte es sich um offene Stirnhöhlenbrüche; Liquorfluß bestand nie. Die zwei otogenen Meningitiden traten am dritten und fünften Tag auf. Es handelte sich um eine quere Pyramidenabsprengung ohne Trommelfellriß und um einen Längsbruch mit Blut- und Liquoraustritt. Die Therapie wird später besprochen. Von den sieben Patienten starben fünf (vier rhinogene Meningitiden, eine otogene). Dreimal wurden Staphylokokken nachgewiesen.

Bei einem Trümmerbruch der vorderen Basis mit Gehirnaustritt aus der Nase entwickelte sich ein Hirnabsceß, und der Patient starb an einem Durchbruch in das Ventrikelsystem. Als Erreger wurde E. coli gefunden.

11. Das arterio-venöse Aneurysma der A. carotis int. im Sinus cavernosus

Als Ursachen der Ruptur einer vorher nicht pathologisch veränderten A. carotis im Sinus cavernosus kommen bei Sch.b.frn. die direkte Anspießung oder langsame Arrosion durch Knochensplitter oder eine Zerrung in Betracht. Eine Zerreißung nur durch die Schleuderbewegung des Gehirnes ohne Sch.b.fr. ist sehr selten[83], und auch doppelseitiges Vorkommen ist eine außerordentliche Rarität[83, 310]. Die drei Kardinalsymptome des a.-v. Aneurysma im Sinus cavernosus sind Exophthalmus, Pulsation des Bulbus und pulssynchrones Geräusch. Weiter kommen Kopfschmerzen, Chemose, Erweiterung der Bulbusvenen, Verlagerung des Augapfels, Sehverschlechterung und Augenmuskellähmungen vor[40]. Der pulsierende Exophthalmus kann infolge der Verbindung beider Sinus cavernosi doppelseitig sein und ausnahmsweise sogar nur auf der Gegenseite auftreten[293]. Das Gefäßgeräusch ist immer vorhanden, auskultatorisch feststellbar, und wird vom Patienten oft sehr quälend empfunden. Die Gefahren des Aneurysma sind vor allem die Erblindung durch die schwere Stauung im Bulbus, die eventuell auch zur Ablatio retinae führen kann[36] und die Möglichkeit schwerer Blutungen aus Nase und Rachen[5]. Die vielfach beschriebene Überlastung des Herzens durch das infolge des Kurzschlusses stark erhöhte Minutenvolumen wurde von manchen Autoren auch bei jahrelangem Verlauf vermißt[106, 114]. Die Zeit vom Unfall bis zur Manifestierung der Symptome schwankt von wenigen Tagen bis zu vielen Wochen. Differentialdiagnostisch kommen zahlreiche Erkrankungen in Frage, denn der einseitige Exophthalmus ist nur in einem sehr geringen Teil der Fälle durch ein Carotis-Cavernosusaneurysma verursacht[32]. Ein Einbruch des Orbitaldaches mit Hirnprolaps in die Augenhöhle kann einen pulsierenden Exophthalmus verursachen[294], wobei aber kein Gefäßgeräusch auftritt. Bei Thrombose des Sinus cavernosus pulsiert der Exophthalmus nicht, und Gefäßgeräusche fehlen. Gefäßreiche Orbitaltumore und Aneurysmen der A. ophthalmica kommen ebenfalls differentialdiagnostisch in Betracht[40]. Zur Klärung muß immer die beidseitige Carotisangiographie herangezogen werden, um das Ausmaß der gekreuzten Blutversorgung beider Hemisphären von der gesunden Carotis her festzustellen[25]. Diese Untersuchung ist mitentscheidend für die Therapie, welche später besprochen wird.

Das a.-v. Aneurysma im Sinus cavernosus ist selten. Wir sahen es nach 571 Sch.b.frn. nur einmal bei einem 40 jährigen Mann. Dieser hatte durch einen Motorradsturz eine Schläfenbeinfraktur links mit Hämatotympanon und Commotio cerebri erlitten. Drei Wochen später trat links ein pulsierender Exophthalmus mit Geräusch auf. Die weitgehende Drosselung der A. carotis communis wurde gut vertragen und war erfolgreich.

12. Endokrine Störungen

Das Auftreten endokriner Störungen nach Schädeltraumen ist vielfach beschrieben, wobei keineswegs immer eine Sch.b.fr. gefunden wurde. Ursächlich kommen Schädigungen des Stammhirnes und der Hypophyse in Betracht. Letztere ist durch ihre Lage sehr geschützt, und Querbrüche durch die Sella sind meist tödlich[82]. Autoptisch wurden bei solchen Fällen Nekrosen des Vorderlappens oder Abriß des Hypophysenstieles gefunden[42]. WANKE[301] sah an den Hypophysen verstorbener Hirnverletzter in beiden Lappen ein dem Hirnödem parallel gehendes Ödem. Wir fanden bei einem 17 jährigen Mädchen, welches sofort nach der Einlieferung starb, eine Querfraktur der Sella mit Zerreißung des Diaphragma sellae und Luxation der Hypophyse ohne Abriß ihres Stieles. BUES[31] konnte bei 20% der Schädelverletzungen, unabhängig von deren Schwere, eine gesteigerte Ausscheidung gonadotroper Hypophysenhormone im Harn durch eine positive Aschheim-Zondek-Reaktion nachweisen. Bei Nachuntersuchungen nach zwei Jahren fanden sich keine Störungen mehr. Die wichtigsten nach Schädel-Hirnverletzungen beschriebenen endokrinen Syndrome sind: Diabetes insipidus[210, 285, 323], Morbus Cushing[228, 284], Simmondsche Kachexie[82, 179, 185], Fettsucht[231], Diabetes mellitus[273] und Sexualfunktionsstörungen, bei Frauen meist als Oligo- oder Amenorrhoe, bei Männern als Potenzstörungen[186, 190, 265]. Besonders beim Diabetes mellitus ist die traumatische Genese aber sehr umstritten. In der Jugend erlittene Hirntraumen können Wachstumsstillstand und Hypogenitalismus zur Folge haben[26, 220]. Das Intervall zwischen dem Trauma und dem Auftreten endokriner Störungen kann mehrere Jahre betragen. Nur sehr selten manifestieren sie sich bereits in den ersten Wochen, wie dies bei je einem Fall von Diabetes insipidus[285], Morbus

Cushing[284] und Diabetes mellitus[273] beobachtet wurde. Wir haben im Material der I. Unfallstation derartiges nicht gesehen, sondern nur transitorische Störungen beobachtet.

VIII. Begleitende Verletzungen des Gesichtsschädels

Daß ein Trauma, welches zu einer Gehirnschädelfraktur führt, auch den Gesichtsschädel häufig in Mitleidenschaft zieht, ist verständlich. Wir fanden bei 571 Sch.b.frn. zehn Nasenbein-, acht Jochbein-, sechs Oberkiefer- und acht Unterkieferbrüche. Diese geringen Zahlen sind dadurch erklärbar, daß Patienten, bei denen schwere Kieferbrüche das Bild beherrschten, primär an die Kieferstation der Klinik (Vorstand: Prof. Dr. R. Ullik) eingeliefert wurden, von deren Ärzten auch unsere Fälle konsiliariter betreut wurden. Die wichtigste Sofortmaßnahme ist die Freihaltung der Atemwege und die Verhütung der Aspiration, wozu bei schweren Trümmerbrüchen nur die tracheale Intubation oder die Tracheotomie in Frage kommen. Die endgültige Versorgung einer Kieferfraktur ist nie so dringend, daß sie den Transport eines schwer Hirnverletzten an eine Fachstation im Schockstadium rechtfertigen würde.

IX. Zusätzliche Verletzungen außerhalb des Schädels

Bei schweren Verkehrsunfällen und Stürzen aus größerer Höhe trifft die einwirkende Gewalt natürlich oft nicht nur den Schädel, sondern weite Teile des Körpers. Wir stellten bei 184 (32%) von unseren 571 Patienten mit Sch.b.frn. folgende schwere, extrakranielle Verletzungen fest: eine tödliche Halsquetschung, 68 Frakturen und Luxationen im Bereiche des Schultergürtels und der oberen Extremitäten, 50 Rippen- und 12 Wirbelbrüche, einen Lungenriß, 11 intraabdominale Verletzungen, meist Milz- und Leberrupturen, 11 Beckenbrüche und 57 Frakturen und Luxationen im Bereiche der unteren Extremitäten. 11mal lagen multiple Zertrümmerungen vor. Während Extremitätenfrakturen und -luxationen meist leicht erkennbar sind, ist die frühzeitige Diagnose speziell der intraabdominellen Blutungen und Darmrupturen bei einem bewußtlosen Hirnverletzten naturgemäß sehr schwierig, ja oft unmöglich. So konnten wir nur eine Leberruptur erfolgreich operieren. Der Patient war bei der Einlieferung nicht mehr bewußtlos. Ein weiterer Verletzter mit Bauchdeckenzerreißung, Darmvorfall und Leberruptur starb in tabula. Eine Leberruptur, eine Milzruptur und vier Fälle von gleichzeitiger Leber- und Milzzerreißung wurden erst bei der Obduktion gefunden. Diese Patienten starben alle bald nach der Einlieferung, und eine Operation wäre auch keinem von ihnen zumutbar gewesen, da die Symptome der schweren Hirnverletzung im Vordergrund standen. Die Behandlung von Knochenbrüchen kann durch cerebrale Unruhezustände erschwert werden. Wegen der Gefahr der Fettembolie ist hier eine medikamentöse Dämpfung besonders wichtig, deren spezielle Durchführung später besprochen wird.

X. Die Behandlung der Schädelbasisbrüche

1. Allgemeines

Die Ansicht, daß bei einem Schädeltrauma nur die Gehirnverletzung, nicht aber die Fraktur an sich von Bedeutung sei, hat für die Sch.b.frn. nur beschränkte Gültigkeit. Eine Blutung in den Nasen-Rachen-Raum kann durch Aspiration tödlich sein, und Brüche im Bereiche der Nebenhöhlen oder des Felsenbeines können auch bei intaktem Gehirn zu schweren Komplikationen führen. Bei Frakturen in anderen Regionen allerdings hängt die Behandlung allein von der Gehirnbeteiligung ab. Grundsätzlich jeden Patienten mit einem Schädelbruch mindestens vier Wochen im Bett zu halten [276] ist unseres Erachtens nicht nötig, und wir haben Verletzte mit Sch.b.frn. ohne Nebenhöhlen- oder Ohrbeteiligung oft schon nach ein bis zwei Wochen beschwerdefrei entlassen, wenn nur eine leichte Commotio oder gar keine cerebrale Schädigung vorlag. Wir lassen alle schwerer Schädelverletzten laufend neurologisch untersuchen, und in einschlägigen Fällen werden auch die Befunde des Oto-Rhinologen und Ophthalmologen eingeholt*.

2. Besondere Therapie der Brüche der vorderen Schädelbasis

Voss [295] erklärte in seinem 1936 erschienenen Buch die Chirurgie der Schädelbasis zur ausschließlichen Domäne des Oto-Rhinologen und forderte ein operatives Eingreifen bei Nebenhöhlen- und Felsenbeinbrüchen nicht nur kurativ bei Meningitis und anderen intrakraniellen Komplikationen, sondern in vielen Fällen auch prophylaktisch. Diese Ansichten haben bis auf den heutigen Tag ein sehr lebhaftes Echo geweckt und auch zu zahlreichen Kompetenzstreitigkeiten zwischen Oto-Rhinologen und Chirurgen geführt. Der Hauptgrund für die Forderung einer prophylaktischen Operation ist die Möglichkeit einer endokraniellen Infektion über die Nasennebenhöhlen oder das Mittelohr, die auch Jahre nach der Verletzung noch besteht [326]. In der Literatur der letzten Jahre werden die Anhänger grundsätzlich konservativer Therapie [94] von den Verfechtern häufigen operativen Vorgehens zahlenmäßig weit übertroffen. In praxi wird aber der weitaus überwiegende Teil der Sch.b.frn. wohl auch heute noch konservativ behandelt. Bei den Brüchen der vorderen Basis wird als Hauptindikation zur prophylaktischen Operation die nasale Liquorrhoe angesehen. Zu ihrer Behebung wurde die Ätzung mit 50%iger Chromsäure angegeben [2], deren Anteil am Erfolg wegen der geringen Fallzahl aber kaum beurteilbar ist. Auch nach Röntgenbestrahlungen der Plexus chorioidei wurde ein Versiegen des Liquorflusses beobachtet [248, 260]. Manche Autoren warten zunächst — bis zu acht Wochen — ab, ob die Rhinorrhoe spontan sistiert, in welchem Falle sie eine Operation unterlassen. Während dieser Zeit muß der Patient liegen, darf sich nicht

---

* An dieser Stelle sei den Ärzten der Universitäts-Nervenklinik (Vorstand: Prof. Dr. H. Hoff), der I. Universitäts-Augenklinik (Vorstand: Prof. Dr. A. Pillat), der II. Universitäts-Augenklinik (Vorstand: Prof. Dr. J. Böck) und der I. Universitäts-Ohrenklinik (emerit. Vorstand: Prof. Dr. E. Schlander) für ihre stete Bereitschaft zu Konsiliarbesuchen herzlich gedankt.

schneuzen und nicht pressen[1, 41, 142, 212, 226, 312]. Als weitere prophylaktische Operationsindikationen werden präexistente Nebenhöhleninfektionen und dislozierte Frakturen der cerebralen Nebenhöhlenwände angegeben. Bei Pneumatocelen wurde in komplikationslosen Frühfällen ohne Hirndruck vielfach störungsfreie Heilung durch Resorption gesehen und deshalb ein konservatives Vorgehen befürwortet[67, 73, 74, 137, 138]. Zahlreiche andere Autoren halten aber bei einer Liquorrhoe oder einer intrakraniellen Pneumatocele als sicherem Zeichen einer Duraverletzung eine Operation auf jeden Fall für notwendig, mit welcher aber bis zur Erholung des Patienten von den primären Verletzungsfolgen gewartet werden kann und soll[20, 121, 156, 161, 175, 217, 281, 290, 318]. Bei bestehender Meningitis wird sowohl die sofortige Operation empfohlen[15, 20, 88, 89, 134, 156, 226, 233, 295], als auch zunächst konservative Behandlung mit Antibioticis, Lumbalpunktionen usw. und Vornahme der Sanierungsoperation erst im Intervall[121, 217, 290, 318].

Das Hauptziel der Operation ist der sichere, dichte Verschluß der Dura. Falls nicht eine offene Wunde den Zugangsweg diktiert, wird von den Chirurgen und auch manchen namhaften Rhinologen eine osteoplastische Trepanation der Stirnbeinschuppe empfohlen. Der Hautschnitt wird an die Haargrenze gelegt[15, 16, 53, 134] oder noch weiter hinten von Ohr zu Ohr über den Scheitel geführt[189, 291] und der Kopfschwartenlappen nach abwärts bis zum Brauenbogen abpräpariert. Endonasales Vorgehen wird auch von einigen Rhinologen verworfen[312], und die transfrontale Freilegung unter Wegnahme der Stirnhöhlenvorderwand[64] ist kosmetisch unbefriedigend.

BOENNINGHAUS[20] hält die für Stirnhöhlenoperationen gebräuchliche Schnittführung nach KILLIAN von der Augenbraue zur seitlichen Nasenwurzel — einseitig oder doppelseitig — für fast immer ausreichend. Die meisten Operateure trepanieren in jedem Falle beidseitig[1, 15, 49, 134, 189, 291], einige legen nur auf der Seite der Verletzung frei[41, 217]. Auch kombinierte Methoden werden empfohlen in der Weise, daß zuerst der Rhinologe die Nebenhöhlen ausräumt und sofort anschließend der Neurochirurg den Schädel zur Versorgung des Durarisses trepaniert[327]. Durarisse im Bereiche der Stirnhöhlenhinterwand können extradural dargestellt werden, während weiter hinten gelegene Läsionen besser intradural erreichbar sind, weil die an der Schädelbasis festhaftende Dura bei der Abpräparation leicht weiter einreißt[15, 38]. Falls ein sicherer Verschluß durch einfache Duranaht nicht möglich ist, wird eine plastische Deckung nötig. Zu diesem Zwecke werden freie Transplantate aus Facia lata, Muskel[41, 175, 226, 281, 302, 309], konservierter Leichendura[134, 141, 271] oder Amnion[233] empfohlen und bei entsprechendem Sitz des Defektes auch gestielte Plastiken ausgeführt, wozu Galea-Periostlappen[15, 53, 281], Lappen aus der Falx cerebri[15, 281] oder ein Türflügellappen aus der Dura des Orbitaldaches[161] verwendet werden. Bei intraduralem Vorgehen kann die Fixation des Transplantates durch reißnagelartige Metallstifte erleichtert werden[226]. Ob die Injektion von Hydrocortison in die Durawunde eine besonders zarte Narbe erzielen läßt, ist noch nicht beurteilbar[242]. Liquorfisteln der Keilbeinhöhle wurden endonasal mit einem Septumlappen[109] oder intradural mittels Muskeltamponade und Fascienplastik[158] verschlossen. Auf eine radikale Entsplitterung frakturierter Nebenhöhlenwände, exakte und vollständige Schleimhautausräumung und Schaffung eines breiten Abflusses zur Nase wird vor allem von den Rhinologen größter Wert gelegt[101, 183, 201, 204, 256, 257, 291], während manche Chirurgen nur die leicht zugänglichen, geschädigten Schleimhautpartien entfernen und die Drains nicht zur Nase, sondern in der Brauengegend herausleiten[15, 16, 155, 161]. Die Tamponade von Siebbeindefekten mit Wachs[1] oder Muskel[15, 156] halten manche für überflüssig[41, 161]. Große Stirnbeinfragmente werden belassen. Wenn sie nicht genügend stabil verkeilt werden können, wird ihre Fixation mit Diploe-Bohrdrähten empfohlen[16]. Ausgedehnte Zertrümmerungen machen eine sekundäre Korrektur des Knochendefektes notwendig. Wir verwenden dazu Autotransplantate aus der Beckenschaufel[251], weil diese am verläßlichsten einheilen. Allerdings ist alloplastisches Material leichter formbar und wird vielfach bevorzugt[20]. J. BÖHLER erzielte mit kältekonservierten homoioplastischen Stirnbeinen ausgezeichnete kosmetische Resultate[16].

Bei unseren 571 Sch.b.frn. war 114mal die vordere Schädelgrube sicher beteiligt oder allein betroffen. In 19 dieser Fälle bestand eine offene frontobasale Wunde, davon dreimal mit Hirnprolaps und einmal mit Rhinorrhoe. Bei vier Patienten wurde wegen ihres moribunden Zustandes kein Eingriff mehr vorgenommen. 15 Verletzte wurden operiert, wobei sich das Vorgehen nach dem jeweiligen Befund richtete. Bei linearen Frakturen ohne Dislokation wurde die einfache Wundexcision und Naht ausgeführt und auf Eröffnung der Stirnhöhlen sowie Durafreilegung verzichtet. Bei Trümmerbrüchen oder Impressionen wurden die Fragmente gehoben oder entfernt, die Stirnhöhlenschleimhaut ausgeräumt und eine breite Verbindung zur Nase hergestellt. Die Drains wurden nicht durch die Nase, sondern frontal herausgeleitet. Bestehende Durarisse wurden stets exakt versorgt. Erweichte Gehirnteile wurden vorher abgesaugt. Sieben Patienten überlebten den Eingriff, darunter einer, bei dem eine Staphylokokkenmeningitis auftrat und konservativ behandelt wurde. Bei einem Verletzten wurde ein halbes Jahr später ein großer Stirnbeindefekt mit einem Autotransplantat aus der Beckenschaufel gedeckt. Das kosmetische Resultat war gut. Von den acht postoperativen Todesfällen waren vier durch schwere Hirnquetschungen und zwei durch extrakranielle Verletzungen bedingt. Ein Patient starb an einer eitrigen Meningitis, ein anderer an einem epiduralen Absceß. Bei den 95 gedeckten frontobasalen Frakturen fanden wir nur zweimal Rhinorrhoe, einmal nasalen Gehirnaustritt und einmal eine orbitale Pneumatocele. Nur zwei Patienten wurden operiert, beide wegen deutlicher Impression der Fragmente, wobei im Bereiche der Fraktur eingegangen wurde. Das weitere Vorgehen glich dem bei den offenen Frakturen geschilderten. Beide Patienten wurden gesund. Bei den 93 anderen Verletzten wurde kein Sanierungseingriff an der vorderen Schädelgrube vorgenommen, sondern nur einige Male wegen endokranieller Blutungen trepaniert. Von den 60 Todesfällen waren 42 durch schwere Hirnquetschungen, 14 durch extrakranielle Verletzungen und vier durch endokranielle Infektionen bedingt. Der

Patient mit nasalem Gehirnaustritt starb an einem Hirnabsceß mit Ventrikeleinbruch, und dreimal lag eine diffuse eitrige Meningitis vor, die in einem Fall bereits bei der Einlieferung bestand.

Wir vertraten in der Behandlung gedeckter Frakturen der vorderen Schädelbasis einen weitgehend konservativen Standpunkt und operierten nur bei offenen Verletzungen und bei schweren gedeckten Impressionen.

Die endokraniellen Frühinfektionen sind keineswegs sehr häufig. Sie kamen bei 6,1% aller vorderen Sch.b.frn. vor, bei 15,8% der offenen und 4,2% der gedeckten. Rechnet man die zahlreichen Frühtodesfälle infolge schwerer Hirnschädigungen und anderweitiger Verletzungen nicht mit, da sie eine eventuelle Infektion gar nicht erlebten, kamen bei 69 Patienten mit frontobasalen Frakturen, die länger als zwei Tage lebten, in 10,3% endokranielle Frühinfektionen vor. Persistierende Liquorfisteln oder endokranielle Pneumatocelen mit Drucksteigerung, die eine Operation nötig machen würden, haben wir im Krankengut der I. Unfallstation nicht gesehen. Eine prophylaktische Operation in den ersten Tagen nach einer schweren Schädelverletzung halten wir für riskant und vielfach für unzumutbar. Jeder Patient mit einer vorderen oder seitlichen Sch.b.fr. bekam in den letzten Jahren prophylaktisch Penicillin und Streptomycin, meist zweimal täglich als Depotpräparat. Die Meningitisfälle haben wir konservativ behandelt. Deren schlechte Prognose war wohl in erster Linie dadurch bedingt, daß die Infektion ein durch den Unfall frisch geschädigtes Gehirn traf und wäre in unseren Fällen durch eine Operation kaum gebessert worden. Zur prophylaktischen Trepanation nach Abheilung der Verletzungsfolgen konnten wir uns nie entschließen, weil in allen unseren Fällen eine dauernde Liquorfistel als Beweis für eine persistierende Verbindung der endokraniellen Räume zur Außenwelt fehlte. An der neurochirurgischen Station der Klinik wurden aber viele derartige, von anderen Krankenhäusern überwiesene Fälle operiert. Wir glauben, daß der Patient über die Möglichkeit späterer Komplikationen aufgeklärt, im übrigen aber abgewartet werden soll, ob diese Komplikationen tatsächlich auftreten. Daß dann immer noch mit einer nunmehr therapeutischen Operation ein großer Prozentsatz an Heilungen erzielt werden kann, ist vielfach erwiesen. Allen denen aber, die zeitlebens keine Meningitis bekommen, wird damit eine ausgedehnte, keineswegs harmlose, ja unter Umständen sogar tödliche [20] Schädeltrepanation erspart. Über die Ergebnisse unserer derzeit laufenden Nachuntersuchungen werde ich gesondert berichten. Daß auch durch operativen Verschluß der Dura die Möglichkeit einer späteren Infektion nicht sicher ausgeschaltet werden kann, zeigte uns folgender Fall:

Der 53jährige Bauarbeiter Franz H. wurde am 15. 5. 1957 von einer herabstürzenden Gerüstleiter an der Stirn getroffen. Bei der Einlieferung war er benommen, aber ansprechbar. Es bestand eine offene frontobasale Impressionsfraktur. Bei der sofortigen Operation wurden die zertrümmerten Stirnhöhlen vollständig ausgeräumt, ein breiter Abfluß zur Nase geschaffen, der bestehende lineare Durariß exakt vernäht und nach außen drainiert. Unter Gaben von Penicillin, Streptomycin, Euphyllin und Vitamin B-Komplex war der Verlauf komplikationslos, und der Patient wurde nach dreieinhalb Wochen entlassen. Nach fünf Wochen kam er neuerlich zur Aufnahme, bot das Bild der diffusen eitrigen

Meningitis und hatte eine Rhinorrhoe. Trotz Breitbandantibioticis, Lumbalpunktionen und Infusionstherapie kam der Patient am 19. Krankheitstag ad exitum. Bei der Obduktion war die Meningitis abgeheilt. Es bestand aber ein ausgeprägter Hydrocephalus internus mit Hirndrucksteigerung.

3. Besondere Therapie der Schläfenbeinbrüche

Mit den gleichen Argumenten wie bei den frontobasalen Frakturen wird auch bei den Schläfenbeinbrüchen mit Mittelohrbeteiligung von manchen Autoren unter bestimmten Voraussetzungen eine Operation gefordert. Nach VOSS[295] ist bei Meningitis, Otitis media, Mastoiditis, akuter Exacerbation einer chronischen Otitis und bei Pyramidenquerfrakturen eine otologische Operation notwendig. Andere Autoren modifizierten diese Indikationen und schränkten sie teilweise ein. So wurde die Otitis media bei Querbruch als Hauptindikation genannt[60], ferner Splitterfrakturen, Infraktionen, Otitis und Liquorrhoe[105], Liquorrhoe oder Gehirnaustritt, unklares Mittelohrbild infolge Gehörgangfraktur oder Trommelfellzerreißung[107, 108], eitrige Otitis media, Mittelohrzertrümmerung, Liquorrhoe, Meningitis[224], Durariß, Meningitis, Mastoiditis, schwere Otitis media[20]. Diesen mehr oder weniger radikalen Standpunkten wurde nicht nur von Chirurgen, sondern auch von namhaften Otologen widersprochen, welche die guten Erfolge konservativer Behandlung und die Seltenheit meningealer Komplikationen auch schon in der vorantibiotischen Ära hervorhoben[5, 247, 252, 261, 282, 288, 312]. Bei bestehender Meningitis empfehlen auch einzelne Vertreter der konservativen Richtung die Aufmeißelung des Mastoides[261, 312]. Eine durch Zug des M. sternocleidomastoideus stark dislozierte Abrißfraktur des Processus mastoideus mit Eröffnung der pneumatischen Räume konnte 1920 L. SCHÖNBAUER[246] durch Fixation mit Periostnähten und Ruhigstellung mittels Krawatte komplikationslos zur Anheilung bringen. Wir haben einen derart seltenen Fall nicht beobachtet. Bei Luxationen von Gehörknöchelchen kann eine otiatrische Operation das Gehör verbessern[321].

Auch in unserem großen Krankengut muß die Gefährlichkeit der Felsenbeinbrüche hinsichtlich der Frühmeningitis als sehr gering bezeichnet werden. Zu allen Sch.b.frn. mit Ohrbeteiligung wurde frühzeitig ein Otologe beigezogen, wobei sich die Erstversorgung von Patienten mit Blut- oder Liquoraustritt aus dem Ohr auf einen sterilen Verband und die prophylaktische Gabe von Penicillin und Streptomycin beschränkte. Eine nähere instrumentelle Untersuchung wurde wegen der Infektionsgefahr zunächst unterlassen. Eine akute Otitis media trat in 13 Fällen auf. Zehnmal wurde die Entzündung mit Antibioticis mühelos beherrscht. Drei Patienten wurden wegen anhaltender Eiterung an die I. Universitäts-Ohrenklinik (emerit. Vorstand: Prof. Dr. E. SCHLANDER) transferiert. In allen 13 Fällen traten keine endokraniellen Komplikationen auf. Auch ein Verletzter mit eindeutigem Gehirnaustritt aus einem Ohr wurde konservativ behandelt und ohne Störungen geheilt. Wir sahen nur zwei otogene Frühmeningitiden. In einem Fall mit totaler Pyramidenabsprengung ohne Ohrblutung trat sie am dritten Tage auf, und der Patient starb trotz intensivster Behandlung am nächsten Tag. Bei dem zweiten Fall handelte es sich um eine Längsfraktur mit Blut- und Liquoraustritt aus dem Gehörgang. Die Meningitis trat hier am fünften Tage auf und konnte konservativ geheilt werden. Bezogen auf 219 Verletzte mit Frakturen im Bereiche des Mittel- und Innenohres, die länger als 48 Stunden nach dem Unfall lebten, betrug die Häufigkeit der Frühmeningitis somit nur 0,9%. Daher halten wir die primär konservative Behandlung der Schläfenbeinbrüche, womöglich unter laufender otiatrischer Kontrolle, weiterhin für richtig. Bei grundsätzlicher prophylaktischer Operation wäre die Zahl der Komplikationen wahrscheinlich viel größer, womit nicht bestritten werden soll, daß in Einzelfällen eine Operation auch aus vorwiegend prophylaktischen Gründen zu erwägen wäre.

4. Besondere Therapie der Hirnnervenschäden

Für eine operative Behandlung kommen Schädigungen des N. opticus und des N. facialis in Betracht, weil diese manchmal durch Kompression im Canalis opticus bzw. facialis bedingt sind, so daß eine Aufmeißelung dieser Kanäle durch Entlastung eine Besserung erzielen könnte. Bei Opticusverletzungen wird von vielen Autoren die explorative Frühoperation mit Wegnahme des Sehnervenkanaldaches empfohlen [86, 93, 161, 165, 182]. LOEW [182] stellt die Indikation zur Operation bei einseitigem Visusverlust mit normalem oder gestautem Fundus, bei partiellem Visusverlust mit sekundärer Zunahme der Ausfälle und bei röntgenologisch nachgewiesener Einengung des Canalis opticus. Er hält einen Eingriff für kontraindiziert vor Abklingen des Verletzungsschockes, bei schweren Bulbusverletzungen und wenn mehr als eine Woche seit dem Trauma verstrichen ist. Auch bei doppelseitiger Erblindung hält er im Gegensatz zu anderen [93] die Operation für nutzlos, da in diesen Fällen meist Chiasmaläsionen vorlägen. Hieraus geht bereits hervor, daß ein erfolgreicher chirurgischer Eingriff nur in wenigen Fällen in Frage kommen kann, und so sind diesbezügliche Mitteilungen auch nur spärlich (zit. bei [165]). Opticusschäden kommen in der Regel nur bei schweren frontalen Traumen vor und werden infolge Bewußtseinsstörungen des Verletzten oft erst nach Tagen erkannt. Auch ist den Patienten in den ersten Tagen die schwere Operation meist nicht zumutbar, zumal ein Erfolg immer zweifelhaft ist, da irreparable Nervenschäden präoperativ nicht auszuschließen sind. Wir hätten aus diesen Gründen keinen unserer sieben Patienten mit Aussicht auf Besserung operieren können. Eine sekundäre Verschlechterung des anfänglich guten Visus, die für Kompression des an sich intakten Sehnerven in seinem Kanal durch Blutung oder Ödem spricht und somit in erster Linie für eine aussichtsreiche Trepanation in Frage käme, haben wir nicht gesehen.

Bei den Facialislähmungen nach Schläfenbeinbrüchen wird von Otiatern in neuerer Zeit die Möglichkeit operativer Behandlung betont [20, 107, 108, 118, 255, 262] und vor allem die Dekompressionstrepanation des Canalis N. facialis nach WULLSTEIN ausgeführt. Die Frage, welche Fälle un- wann sie operiert werden sollen, wird sehr uneinheitlich beantwortet. Sd wurde einerseits besonders bei der erst allmählich auftretenden Facialiso parese die Operation gefordert [107], während andere Autoren die gute Rückbildungstendenz gerade dieser Fälle bei konservativer Behandlung hervorheben [118, 262]. Eine frühzeitige Operation, ohne den Effekt konservativ-physikalischer Maßnahmen abzuwarten, halten wir nicht für indiziert.

XI. Die Therapie der Gehirnverletzungen und der endokraniellen Frühkomplikationen bei Schädelbasisfrakturen

1. Die Therapie der Gehirnverletzungen

In der überwiegenden Mehrzahl der Fälle hängt das Schicksal der Patienten mit Sch.b.frn. von der erlittenen Gehirnverletzung ab, deren Behandlung daher im Vordergrund stehen muß.

Die Zeit der notwendigen Bettruhe bei erlittener Commotio wird sehr verschieden angegeben. Während L. BÖHLER [18, 19] seine Patienten durchschnittlich nur mehr 3,1 Tage im Bett hält und auf die Wichtigkeit dieser Maßnahme zur Vermeidung von Spätbeschwerden und Rentenneurosen hinweist, halten andere weiterhin an einer mehrwöchigen Bettruhe fest [8, 46, 117]. Manche machen die Erlaubnis zum Aufstehen von der Normalisierung des Schellong-Testes abhängig [33, 215, 276, 280]. Auf die psychische Beeinflussung der Verletzten durch Hinweis auf folgenlose Ausheilung wird großer Wert gelegt [18, 292]. An Medikamenten werden bei der Commotio einfache Analgetica [19], hochkonzentrierte Traubenzuckerlösung [51], Euphyllin [196], Vitamin B-Komplex [46], Calcibromat [54, 180, 245], Hydergin [286], Venostasin [51] und verschiedene Kombinationspräparate [8, 12, 164] empfohlen. Die Nützlichkeit therapeutischer Lumbalpunktionen ist umstritten, und die als kausale Behandlung der Commotio empfohlenen Blockaden des Ganglion stellatum [117] oder des Halsgrenzstranges [14, 280] werden nicht allgemein angewandt [33]. Auch Röntgenbestrahlungen der Plexus chorioidei wird eine günstige Wirkung zugeschrieben [221]. Der Verletzte soll erst entlassen werden, wenn er den Anforderungen des häuslichen Lebens gewachsen ist [237].

Wir lassen die Patienen mit einer leichten Commotio oft schon nach wenigen Tagen aufstehen, und wenn sie dies ohne Beschwerden vertragen, wird die Mobilisierung allmählich fortgesetzt. Schädelfissuren ohne Beteiligung der Nebenhöhlen oder des Mittelohres spielen dabei keine Rolle. Bei Patienten mit langdauernder Benommenheit, Kopfschmerzen und vegetativen Symptomen (Schwindel, Erbrechen) wird die Bettruhe bis zur Beschwerdefreiheit ausgedehnt, also meist auf zwei bis drei Wochen. Verletzte mit frontobasalen oder Schläfenbeinbrüchen werden auch bei völligem Wohlbefinden mindestens zwei Wochen im Bett gehalten, was bei disziplinlosen Patienten oft auf Schwierigkeiten stößt. An Medikamenten gaben wir bei der Commotio häufig 30 ccm 33%ige Dextroselösung, 0,12 g Euphyllin sowie Vitamin C und B-Komplex ein- bis zweimal täglich i.v., ferner bis zu 1 g Pryamidon über den Tag verteilt und bei starker Übelkeit eventuell Antiemetica. Diese Therapie wurde bei Abklingen der Beschwerden aufgegeben, also meist schon nach drei bis fünf Tagen.

32 Therapie der Gehirnverletzungen und endokraniellen Frühkomplikationen

Bei der Behandlung der schweren Hirnverletzung wird heute vor allem die Dringlichkeit der Besserung der Atmungs- und Kreislaufverhältnisse betont [34, 65, 152, 215, 282]. Wenn sofortiges Absaugen aspirierten Blutes oder Mageninhaltes, Vorziehen der Zunge und Einlegen eines oralen Tubus die Atemwege nicht verläßlich freihalten kann, ist die tracheale Intubation mit reichlicher Sauerstoffzufuhr angezeigt [178, 282]. Bei den relativ seltenen zentralen Atemstörungen muß künstlich beatmet werden [178]. Wenn die Bewußtlosigkeit sich nicht aufhellt, wird die frühzeitige Tracheotomie vielfach empfohlen [152, 215, 267, 282, 317], welche schon vor 70 Jahren bei Sch.b.frn. mit massiver Aspiration wiederholt angewendet wurde [95]. Es wird meist eine obere Tracheotomie ausgeführt, um eine Arrosion großer Arterien bei längerem Liegen der Kanüle zu vermeiden [99, 146, 311]. Dadurch wird der tote Raum des Atemvolumens verkleinert und die sterile Bronchialabsaugung ist jederzeit möglich. Falls nicht anderweitige Verletzungen dies unmöglich machen, soll durch häufige systematische Umlagerung des Patienten der Sekretabfluß aus den einzelnen Bronchialgebieten erleichtert werden [146], ebenso durch Inhalationen mit Medikamenten, welche durch Herabsetzung der Oberflächenspannung die Verflüssigung des Bronchialschleimes fördern (z. B. Tacholiquin). Wir geben zur Pneumonieprophylaxe auch von Anfang an Antibiotica. Zur Kreislaufstützung wird vor allem die sofortige Infusion von Blut oder Blutersatzlösungen angegeben [65, 66, 152, 282]. Alle Maßnahmen zu einer peripheren Gefäßerweiterung sind im Stadium der Kreislaufzentralisation kontraindiziert, da sie dem Gehirn Blut entziehen [66, 215, 282]. Die Wirksamkeit der alten Osmotherapie des Hirnödemes mit hypertoner Zuckerlösung wird heute vielfach skeptisch bis ablehnend beurteilt [5, 215, 235] und zur Bekämpfung bzw. Verhütung des Hirnödemes werden derzeit vor allem das Pendiomid und Humanalbumin verwendet [22, 47, 50, 63, 65, 152, 191, 215] sowie Venostasin [235]. Zur vegetativen Dämpfung dienen Novocain und lytische Mischungen aus Largactil, Phenergan, Dolantin und Hydergin [47, 50, 65, 215]. An Diureticis wird vor allem das durch Hemmung der Natriumrückresorption wirkende Diamox empfohlen [30, 65, 282], wobei eine genügende Flüssigkeitszufuhr nötig ist [65, 298]. Zu deren richtiger Dosierung muß eine genaue Bilanz aufgestellt werden [280], wodurch auch die bei überschießender Wasserausscheidung bestehende Gefahr lebensbedrohlichen Liquorunterdruckes rechtzeitig erkannt werden kann. Tritt dieser Zustand mit seinen uncharakteristischen, den Hirndrucksymptomen weitgehend gleichen Erscheinungen ein, ist die sofortige massive Flüssigkeitszufuhr notwendig, welche durch Gaben von Hypophysin unterstützt wird [75, 300]. Bei zentraler Hyperthermie ist die Unterkühlung das Mittel der Wahl, wobei neben der lytischen Mischung und Antipyreticis physikalische Maßnahmen sehr prompt wirken, wie z. B. Besprengen mit kaltem Wasser und Anblasen mit dem Ventilator [65, 188, 216, 282]. Die meisten Autoren reduzieren die Temperatur nur auf normale Werte [65, 152, 242]; eine echte Unterkühlung führen nur wenige durch [99]. Den Abkühlungseffekt kann die Curarisierung des Patienten unterstützen, weil dadurch die Wärmeproduktion in der Muskulatur verhindert wird. Sie erfordert allerdings künstliche Beatmung und darf erst angwendet werden, wenn sicher keine Schädeltrepanation nötig ist[27]. Bei schweren Krampf- und Unruhezuständen ist die intravenöse Gabe von Barbituraten oft unerläßlich[22, 66]. Ausgehend von der Entdeckung BORNSTEINS, daß bei schweren Schädeltraumen Acetylcholin im Liquor nachweisbar ist[21], wurden anticholinerge Medikamente versucht. Die starken, störenden Nebenwirkungen des Atropin[33, 128, 303] läßt das Präparat Akineton vermissen. Es hat aber trotz wiederholter Empfehlung[103, 126-129, 328] anscheinend keine sehr weite Verbreitung gefunden. Die in jüngster Zeit wiederentdeckte, auf osmotischer Basis stark hirndrucksenkende Wirkung des Harnstoffes[124, 125] wurde in der Neurochirurgie und Unfallheilkunde bereits erfolgreich ausgenützt[174, 236]. Intrakranielle Blutungen müssen vorher ausgeschlossen werden, um eine Nachblutung e vacuo zu vermeiden. Bei viele Tage anhaltender Bewußtlosigkeit kann die Infusionstherapie den Nährstoffbedarf nicht decken und muß allmählich mittels Sondenfütterung ergänzt werden[160]. In diesen schweren Fällen ist auch die Gabe von Nebennierenrindenpräparaten und ACTH wichtig[66, 272, 282].

Die Frage der subtemporalen Entlastungstrepanation nach CUSHING bei dekompensiertem Hirndruck wurde vielfach diskutiert. Das Hauptargument derer, die sie unter Umständen empfehlen, ist der sonst sichere Tod[5, 144, 213, 247], während die Gegner der Operation ihre geringen Erfolge hervorheben, bei denen außerdem keineswegs feststehe, ob sie post oder propter hoc eintraten[161, 214, 299]. Auch stammen die Veröffentlichungen, welche bei anhaltendem, therapieresistentem Hirndruck zur Entlastungstrepanation raten, falls der Patient nicht zu alt, nicht moribund oder anderweitig schwer verletzt ist, z. T. aus einer Zeit, in der die heutigen medikamentösen Möglichkeiten nicht bestanden. Aber auch heute wird der Eingriff in der von ROWBOTHAM[233] angegebenen Indikationsstellung empfohlen und als oft erfolgreich beschrieben: bei Verschlechterung nach anfänglicher Besserung und Erfolglosigkeit von medikamentösen Maßnahmen und Lumbalpunktionen, bei verzögert auftretender Enthirnungsstarre durch Tentoriumeinklemmung, bei weiter, starrer Pupille auch ohne Enthirnungsstarre, falls innerhalb von 12 Stunden keine Besserung eintritt und bei Bewußtlosigkeit von mehr als 36 Stunden Dauer mit erhöhtem Liquordruck[269]. Auf die Problematik und die Gefahren der Lumbalpunktion bei schwer Hirnverletzten wurde bereits im diagnostischen Kapitel hingewiesen. Außer der einfachen Entlastungstrepanation wurde auch die Spaltung des Tentorium zur Befreiung des eingeklemmten Temporallappens angegeben[197]. Das Gehirn erhält nur dann mehr Raum, wenn die Dura breit eröffnet wird. Dabei besteht aber die Gefahr, daß der prolabierte Hirnteil durch übermäßigen Druck gegen die Knochenränder nekrotisch wird[269].

Wir bitten bei allen schweren Hirnverletzungen den Neurologen um einen genauen Befund. Als Infusionslösung verwenden wir zuerst meist Compensan, dann abwechselnd Zucker-, Elektrolyt- und Eiweißlösungen mit Vitaminen und eventuell Bluttransfusionen. An Medikamenten geben wir vor allem Humanalbumin, Novocain, lytische Mischung, Hydergin, Pendiomid und Diamox, wobei die Dosierung vom jeweiligen Zustand des Patienten abhängt[160]. Bewußtseinsgrad, neurologischer Befund, Pupillenreaktionen, Puls, Blutdruck und Temperatur werden laufend kontrolliert. Bei Hyperthermie wird medikamentös und physikalisch (Ventilator) versucht, die Temperatur zur Norm zu senken. Die Behandlungsmöglichkeit mit Harnstoffinfusionen stand uns im Berichtszeitraum noch nicht zur Verfügung. Deren prinzipielle Anwendung bei frischen Schädel-Hirnverletzungen lehnen wir ab. Wir sahen aber von dieser Medikation Erfolge, nachdem eine intrakranielle Blutung vorher ausgeschlossen oder operativ entleert und exakt gestillt wurde. Entlastungstrepanationen lehnen wir im allgemeinen ab, schon wegen der Unsicherheit der Diagnose einer Tentoriumeinklemmung[113]. Die häufige Vergeblichkeit aller Bemühungen hat ihre Hauptursache in der Schwere der primären anatomischen Läsion des Gehirnes, die ja therapeutisch unbeeinflußbar ist. Durch Eindämmung der sekundären Schädigungen, wie der Hirnschwellung, der Hypoxaemie, Hyperthermie und des Kreislaufversagens und durch die Möglichkeit, die Gefahren langdauernder Bewußtlosigkeit zu verringern, können wir aber doch heute einzelne Verletzte retten, die früher wahrscheinlich verloren gewesen wären[151, 160].

2. Die Therapie der endokraniellen Blutungen

Besonders beim epiduralen Hämatom mit seinem meist rasch progredienten Verlauf ist die Operation außerordentlich dringend[37]. Das am meisten — auch von uns — geübte Verfahren ist die Anlegung eines Bohrloches in der Temporoparietalregion, welches nach Bedarf osteoklastisch erweitert wird[37, 207, 324]. Diese Methode ist viel weniger zeitraubend als die osteoplastische Aufklappung[268]. Die Blutungsquelle soll unbedingt gefunden und versorgt werden[75]. Ein blutender Meningeaast wird diathermisch verschorft oder geklipst und bei Abriß des Meningeastammes wird das Foramen spinosum verläßlich verstopft[249, 277], am besten mit Wachs. Bei einem Sinusriß kommen die direkte Naht, die Unterbindung, die Duraläppchenplastik nach PAYR oder die Muskeltamponade nach LÄWEN in Frage. Anzustreben ist die direkte Naht[233, 277]. Zur Verhütung einer Nachblutung wird vielfach die Durahochnaht an den Rändern des Knochendefektes empfohlen[207, 244, 268] und epidural drainiert. Die Dura bei nachgewiesenem epiduralem Hämatom nicht zu eröffnen[289] halten die meisten Autoren wegen der möglichen Kombination mit einer Subduralblutung für zu gefährlich[116, 244, 304, 305, 324]. Wird an der vermuteten Stelle weder epi- noch subdural Blut gefunden, müssen frontoparietal und occipital weitere Bohrlöcher angelegt werden. In jedem solchen Fall soll auch auf der Gegenseite nachgesehen werden. Wenn bereits eine die Symptome erklärende Blutung gefunden wurde, kann man sich auf der anderen Seite mit einem Bohrloch temporoparietal begnügen. Andernfalls sind auch hier mehrere nötig, sofern nicht vorher arteriographiert und dadurch der raumbeschränkende Prozeß genau lokalisiert wurde. Bei Verdacht auf epidurale Blutung und schlechtestem Zustand des Patienten wurde die hohe Ligatur der A. carotis externa am Ligamentum stylomandibulare als schonendster Eingriff angegeben[209]. Der große Nachteil dieses Verfahrens liegt darin, daß damit nur ein Anhalten der Blutung verhindert werden kann, das bereits vorhandene

Hämatom aber unbeeinflußt bleibt, weshalb seine Brauchbarkeit am ehesten in der kürzlich angegebenen prophylaktischen Anwendung nach der Versorgung schwerer Durazerreißungen liegt [269].

Das Vorgehen bei akuten subduralen Blutungen ist prinzpiell nicht von dem bei epiduralen verschieden. Wir und andere [304] bevorzugen auch hier den osteoklastischen als den schnellsten Zugang und entfernen das Blut mittels Sauger und Spülung. Manche halten eine breite osteoplastische Aufklappung für besser, weil die Blutstillung übersichtlicher und das Hämatom durch die, bei der meist bestehenden Hirnkontusion freiwerdende Thrombokinase häufig geronnen sei und so besser ausgeräumt werden könne. Auch bestehe bei osteoklastischem Vorgehen die Gefahr des Hirnprolapses [119, 162, 218]. Gerade die der Blutung meist zugrunde liegende schwere Hirnverletzung spricht aber unseres Erachtens für den kürzeren Eingriff. Die Ausspülung der Blutmassen gelingt von einer, wenige Zentimeter messenden Trepanationsöffnung meist zufriedenstellend. Wir verzichten auf eine weite Freilegung des Gehirnes, wenn die Blutung nach dem Absaugen nicht anhält. Blutende Rindengefäße werden coaguliert und der Subduralraum drainiert. Bei Ausbildung eines Hirnprolapses kommt die Ventrikelpunktion in Frage. Bei der Nachbehandlung entleerter extracerebraler Hämatome beschleunigen Flüssigkeitszufuhr und Lagerung des Verletzten auf die Herdseite die Gehirnentfaltung [22].

Wir haben acht von 571 Patienten der I. Unfallstation mit Sch.b.frn. wegen eines epiduralen Hämatomes trepaniert. Nur einer wurde gesund. Drei Verletzte starben an schweren Hirnquetschungen, zwei an mangelnder Gehirnentfaltung und einer an einer Nachblutung. Ein sehr weit frontal gelegenes Hämatom wurde bei der Operation nicht gefunden und führte zum Tode. Von neun operierten akuten und drei subakuten subduralen Hämatomen überlebten jeweils zwei Verletzte. Bei den acht letalen Fällen waren immer schwere Hirnkontusionen die Todesursache, ebenso bei den zwei Patienten, welche wegen kombinierter epi- und subduraler Blutung operiert wurden, und beide starben. Bei 21 Patienten wurden wegen des Verdachtes einer komprimierenden Blutung Probebohrlöcher angelegt, ohne daß ein Hämatom vorlag. Nur vier davon blieben am Leben. Bei den 17 Verstorbenen wurden autoptisch stets schwere Hirnquetschungen gefunden.

Die Tatsache, daß viele Blutungen in vivo nicht erkannt wurden und andrerseits bei vielen Trepanationen kein Hämatom vorlag, dokumentiert wohl am besten die großen diagnostischen Schwierigkeiten, die auch den Neurologen oft nur eine Vermutungsdiagnose stellen lassen. Bei dem Bestreben, keinen Patienten an einer unerkannten extracerebralen Blutung zu verlieren, bleibt neben genauester Überwachung aller Symptome der Grundsatz die Hauptsache, lieber einmal zu oft als einmal zu wenig zu arteriographieren oder Bohrlöcher anzulegen.

3. Die Therapie des arteriovenösen Carotisaneurysma im Sinus cavernosus

Die Fälle von Spontanheilungen sind so selten und die Erfolge einer Kompressionsbehandlung so unsicher, daß die frühzeitige Operation als die Methode der Wahl angesehen werden muß. Die Kompression der A. carotis am Hals wird nur mehr zur Vorbereitung auf die Ligatur empfohlen [5, 9, 293]. Die Mehrzahl der Autoren ligiert bzw. drosselt beim ersten Eingriff die A. carotis der kranken Seite am Hals. Dabei wird vielfach zweizeitig vorgegangen, indem zuerst die A. carotis communis und einige Tage später die A. carotis interna unterbunden wird [5, 9, 25, 40, 83, 282, 293]. Da damit nicht immer ein Erfolg erzielt wurde, hat DANDY [40] nach einzelnen vorausgegangenen Versuchen anderer [91, 313] die intrakranielle Klipsung der A. carotis interna, peripher vom Aneurysma, angegeben. Sie wird erst nach erfolgloser extrakranieller Ligatur durchgeführt und bewirkt dann in den meisten Fällen die Heilung [83, 92]. Kenntnis der verschiedenen Fehlerquellen [132] ist bei der Durchführung der Operation besonders wichtig. Die Eingriffe an den gestauten orbitalen Venen [5, 40, 313] sind dadurch meist entbehrlich geworden. Bei der von BROOKS angegebenen Operationsmethode wird ein Muskelstück in die A. carotis interna eingebracht, welches vom Blutstrom in das Aneurysma geschwemmt werden und dieses verstopfen soll. Durch Anbringen eines Silberklips kann der Muskelembolus röntgenologisch sichtbar gemacht und so seine Lage kontrolliert werden. Diese Methode wird empfohlen, wenn sich arteriographisch nur das Aneurysma darstellt, nicht aber die A. cerebri anterior und media und wenn eine gute gekreuzte Blutversorgung des Gehirnes von der gesunden Seite her besteht [253, 274]. Ein doppelseitiges Aneurysma konnte durch beidseitige Muskelembolie geheilt werden [310]. Manche Autoren halten diese Methode aber für zu unsicher [5, 9]. Die lokale Einbringung von Verödungsmitteln in das Aneurysma ist über das Versuchsstadium nicht hinausgekommen [314].

Wir beobachteten unter 571 Sch.b.frn. nur ein Carotis-Cavernosusaneurysma, worüber im diagnostischen Teil bereits berichtet wurde. Die fünf in den letzten 20 Jahren an der neurochirurgischen Station der Klinik behandelten Fälle haben BRENNER und HUBER [25] mitgeteilt.

4. Die Therapie der Sinusitis, Otitis, Meningitis und der Pneumatocelen

Sie wurde bei der besonderen Behandlung der Brüche der vorderen und seitlichen Schädelbasis bereits besprochen.

XII. Mortalität und Todesursachen bei Schädelbasisbrüchen, Behandlungsdauer

1939 errechnete BAUER [5] aus 25 Statistiken mit 4203 Sch.b.frn. eine Sterblichkeit von 39,2%. Bei 1618 nach dem Jahre 1931 behandelten Fällen betrug sie nur 26,9%, was er nicht nur auf die verbesserte Behandlung, sondern auch auf die verfeinerte Diagnostik zurückführte, durch welche auch leichtere Fälle erfaßt wurden. Die Mortalitätsraten anderer Autoren betrugen 28% [149], 31,1% [80], 46,9% [95], 49% [29] und 50% [9]. Auf Grund dieser Zahlen kann von einer abnehmenden Sterblichkeit bei Sch.b.frn. nicht gesprochen werden, denn die Angabe von 31,1% stammt aus dem Jahre 1903, die Angabe von 50% aber aus dem Jahre 1955. Nun sind diese Zahlen aus vielen Gründen aber keineswegs vergleichbar. Die durch verfeinerte Diagnostik erfaßten leichteren Fälle und die therapeutischen Fortschritte müßten die neueren Statistiken gegenüber den älteren verbessern. Dies wird aber durch die Zunahme schwerster Verkehrsunfälle mehr als aufgewogen. Dazu kommt die in den Behandlungsberichten nicht aufscheinende Zahl der Verletzten, die am Unfallort oder während des Transportes sterben. Diese ist um so höher, je häufiger schwerste Verletzungen sind und um so niedriger, je besser das Rettungswesen organisiert ist. Es ist klar, daß in der Großstadt mit ihren geringen Entfernungen und der prompten Verständigungsmöglichkeit ein größerer Prozentsatz der Schwerstverletzten lebend das Krankenhaus erreicht als auf dem Lande. Diese von vornherein infausten Todesfälle knapp nach der Einlieferung belasten daher besonders die Spezialkliniken der Großstädte.

Die Tatsache, daß der Tod bei der überwiegenden Mehrzahl der Verstorbenen innerhalb 48 Stunden nach der Verletzung eintrat, ist seit jeher bekannt. Auf die durch sofortige Seiten- oder Bauchlagerung bewußtloser Schädelverletzter mit gesenktem Oberkörper vermeidbare Aspiration von Blut oder Erbrochenem wurde als wichtige, häufig alleinige Todesursache wiederholt hingewiesen [35, 166]. Wenig beachtet wurde in der Literatur die Möglichkeit einer massiven Luftembolie nach Sch.b.frn. mit Verletzung venöser Räume bei bestehender Kommunikation zur Außenluft. Sowohl bei Obduktionen als auch bei postmortalen Röntgenaufnahmen wurden vielfach erhebliche Luftmengen im rechten Herzen und in der A. pulmonalis nachgewiesen und als unmittelbare Todesursache angesehen [329-331]. Wir haben diese Verletzungsfolge bisher nicht berücksichtigt, wollen aber mit eigenen Untersuchungen zu diesem Thema beginnen. Sehr selten wurde bei Zerreißung eines venösen Sinus eine massive Hirngewebsembolie in die Lungen als unmittelbare Todesursache festgestellt [17, 194].

Von unseren 571 Patienten mit Sch.b.frn. starben insgesamt 273 (47,8%). Rechnet man die 76 a priori absolut infausten Todesfälle vor Ablauf einer Stunde nach der Verletzung nicht mit und ebenso die 18 Patienten, die ausschließlich an den Folgen extrakranieller Verletzungen starben, so betrug die Mortalität 37,6%. Von 363 Verletzten, die länger als 48 Stunden nach dem Unfall lebten, starben 65 (17,9%). Bei den Verstorbenen trat der Tod 76mal in der ersten Stunde nach dem Unfall ein, 90mal zwischen einer und 24 Stunden, 42mal zwischen 24 und 48 Stunden, 41mal am zweiten bis siebenten Tag und 24mal später als nach einer Woche, somit bei 76,2% innerhalb 48 Stunden.

Autoptisch wurden — nach der Häufigkeit geordnet — folgende Todesursachen gefunden: 159mal schwere Quetschungs- oder Blutungsherde im Gehirn und 51mal extracerebrale Blutungen von erheblicher Ausdehnung (17 epidurale und 25 subdurale Hämatome sowie 9 Kombinationen beider). Die Blutungen waren aber nur bei drei operativ entleerten und drei nichtoperierten epiduralen, sowie bei zwei nichtoperierten subduralen Hämatomen die alleinige Todesursache. In allen übrigen 43 Fällen lagen zusätzlich schwere Hirnkontusionen vor. 25mal führten multiple Verletzungen in Verbindung mit einer Hirnquetschung zum Tode und 18mal ausschließlich extrakranielle Verletzungen, davon 11 durch massive Fettembolie. Seltenere Todesursachen waren: Pneumonien (7 Fälle, Durchschnittsalter 67 Jahre), Meningitiden (4 Fälle), Epiduralabsceß (1 Fall), Hirnabsceß (1 Fall), Hirnschwellung ohne Contusio (1 Fall), Hirnkollaps mit Aliquorrhoe (1 Fall), Thrombose zahlreicher venöser Sinus (1 Fall) und Herzschwäche (1 Fall, 85 Jahre). Die massive Aspiration von Blut wurde nur einmal als allein tödlich festgestellt, hat aber in vier Fällen den Tod wahrscheinlich beschleunigt. Zwei Verstorbene wurden nicht obduziert; sie boten klinisch das Bild schwerster Hirnkontusionen. Der oben angeführte einzige an Exsiccose und cerebralem Unterdruck verstorbene Patient wurde uns am 17. Tag nach dem Unfall von einem auswärtigen Krankenhaus, in dem er laufend entwässernde Medikamente erhielt, zugewiesen und war trotz sofortiger reichlicher intravenöser und intralumbaler Flüssigkeitszufuhr nicht mehr zu retten.

Die durchschnittliche Dauer der Spitalsbehandlung betrug bei 260 überlebenden Patienten genau drei Wochen. 38 Fälle wurden nicht mitgerechnet, weil bei ihnen die stationäre Behandlung gleichzeitig bestehender Extremitätenfrakturen länger dauerte, als wegen der Sch.b.fr. nötig gewesen wäre.

XIII. Zusammenfassung

Entstehung, pathologische Anatomie, Symptomatik, Diagnose, Komplikationen und Behandlung der Schädelbasisbrüche wurden an Hand von 571 in den Jahren 1948—1957 an der I. Unfallstation in Wien behandelten Fällen unter weitgehender Berücksichtigung der neueren Literatur beschrieben. Es sei nochmals darauf hingewiesen, daß bei der Behandlung der Atem- und Kreislaufstörungen schwer Hirnverletzter auch Minuten kostbar sind und solche Patienten daher unbedingt in das nächstliegende Krankenhaus gebracht werden sollen, wo daher die fachlichen, medikamentösen und instrumentellen Voraussetzungen für eine richtige Behandlung bestehen müssen. Auch die meisten Frühkomplikationen erfordern sofortiges Handeln. Einen Verletzten wegen Verdacht auf ein epidurales Hämatom in die Spezialklinik zu transferieren, statt sofort Bohrlöcher anzulegen, heißt, ihn seiner Überlebenschancen weitgehend zu berauben, falls die Diagnose stimmt. Die einfachsten Operationsmethoden, welche ohne Carotisangiographie oder osteoplastische Trepanation von jedem Chirurgen durchführbar sind, wurden besonders hervorgehoben, und die wenigen absolut notwendigen Instrumente, wie Bohrer, Luersche Zange, Diathermieapparat und Sauger sind wohl an jeder chirurgischen Abteilung vorhanden. Den Spitalserhaltern ist Verständnis für die oft hohen Behandlungskosten schwerer Hirnverletzungen zu wünschen. Diese betrugen in einem, allerdings extrem schweren, an unserer Klinik erfolgreich behandelten und von KUCHER und STEINBEREITHNER mitgeteilten Fall allein für Sachaufwand rund 12500 Schilling. Unser weitgehend konservativer Standpunkt bei der Behandlung der frontobasalen Frakturen und der Schläfenbeinbrüche wurde eingehend dargelegt und begründet. Die hohe Gesamtmortalität aller Sch.b.frn. von 47,8% war vor allem durch die Vielzahl schwerster Gehirnquetschungen bedingt. Nur 2,2% aller Todesfälle war durch eine endokranielle Infektion verursacht.

Literatur

1. ADSON, A., u. F. UIHLEIN: Arch. Surg. (Chicago) **58**, 623 (1949).
2. DE ALMEIDA, B.: Mschr. Ohrenheilk. **62**, 322 (1928).
3. ANDERSON, F.: J. Neurosurg. **6**, 191 (1949).
4. BACON, A.: J. Neurosurg. **6**, 78 (1949).
5. BAUER, K. H.: Arch. klin. Chir. **196**, 460 (1939).
6. BAUMER, L.: Dtsch. med. Wschr. **1949**, 1265.
7. BAY, E.: Handbuch der inneren Medizin, Bd. V/3, S. 373. Berlin-Göttingen-Heidelberg: Springer 1953.
8. BEESE, F.: Ärztl. Wschr. **10**, 1178 (1955).
9. BEHREND, C.: Hefte Unfallheilk. H. **48**, 23 (1955).
10. BELLER, A., u. E. PEYSER: J. Neurosurg. **9**, 291 (1952).
11. BENZER, H.: Mschr. Unfallheilk. **63**, 9 (1960).
12. BERNASCHEK, W.: Praxis **1953**, 1097.
13. BIRNMEYER, G.: Z. Laryng. Rhinol. **38**, 601 (1959).
14. BLUMENSAAT, C.: Zbl. Chir. **76**, 498 (1951).
15. BÖHLER, J.: Klin. Med. (Wien) **12**, 221 (1957).
16. — Hefte Unfallheilk. H. **56**, 147 (1958).
17. BÖHLER, J., u. R. STRELI: Langenbecks Arch. klin. Chir. **289**, 444 (1958).
18. BÖHLER, L.: Langenbecks Arch. klin. Chir. **279**, 180 (1954).
19. — Hefte Unfallheilk. H. **56**, 119 (1958).
20. BOENNINGHAUS, H. G.: Die Behandlung der Schädelbasisbrüche. Stuttgart: Georg Thieme 1960.
21. BORNSTEIN, M.: J. Neurophysiol. **9**, 349 (1946).
22. BÖSMÜLLER, H., u. K. KLOSS: Chir. Praxis **1959**, 299.
23. BRANDT, C.: Fortschr. Röntgenstr. **91**, 182 (1959).
24. BREITNER, B., u. W. BAUMGARTNER: Dtsch. med. Wschr. **1939**, 593.
25. BRENNER, H., u. K. HUBER: Wien. klin. Wschr. **1959**, 744.
26. BRESGEN, C.: Klin. Wschr. **28**, 30 (1950).
27. BRÖNNIMANN, R., u. P. HUBER: Langenbecks Arch. klin. Chir. **291**, 200 (1959).
28. BRUN, R.: Z. Unfallmed. Berufskrkh. **47**, 243 (1954) u. **48**, 21 (1955).
29. BRUNNER, H., u. L. SCHÖNBAUER: Arch. klin. Chir. **116**, 297 (1921).
30. BUES, E.: Hefte Unfallheilk. H. **56**, 151 (1958).
31. — Bruns' Beitr. klin. Chir. **193**, 69 (1956).
32. BULLOCK, L., u. R. REEVES: Amer. J. Roentgenol. **82**, 290 (1959).
33. BÜRKLE DE LA CAMP, H.: Langenbecks Arch. klin. Chir. **270**, 392, (1951).
34. BURMEISTER, H.: Ärztl. Wschr. **12**, 97 (1957).
35. CAMERER, J.: Münch. med. Wschr. **1943**, 377.
36. COGAN, J.: Brit. J. Ophthal. **44**, 185 (1960).
37. CRAIG, T., u. W. HUNT: J. Amer. med. Ass. **171**, 405 (1959).
38. CRANDALL, P.: Amer. J. Surg. **93**, 517 (1957).
39. CROW, H., C. KEOGH u. D. NORTHFIELD: Lancet **1956**, 327.
40. DANDY, W. E.: Zbl. Neurochir. **2**, 77 u. 165 (1937).
41. — Arch. Surg. **49**, 75 (1944).
42. DANIEL, P., M. PRICHARD u. C. TREIP: Lancet **1959**, 927.
43. DAUTZENBERG, A.: Dtsch. Z. Nervenheilk. **163**, 93 (1949).
44. DIEMATH, H., u. E. FINK: Langenbecks Arch. klin. Chir. **293**, 10 (1959).
45. DOEPFNER, K.: Dtsch. Z. Chir. **116**, 44 (1912).
46. DOMANIG, E.: Dtsch. med. Wschr. **1951**, 1402.
47. DRESSLER, W.: Hefte Unfallheilk. H. **48**, 50 (1955).
48. DRESSLER, W., u. K. ALBRECHT: Acta neurochir. (Wien) **5**, 46 (1957).
49. DUGGER, G., u. E. PEACOCK: Surg. Gynec. Obstet. **109**, 613 (1959).
50. EBACH, K. W.: Mschr. Unfallheilk. **59**, 321 (1956).
51. ECKE, H.: Mschr. Unfallheilk. **61**, 225 (1958).
52. ECKER, A.: J. Neurosurg. **4**, 177 (1947).
53. — Arch. Otolaryng. (Chicago) **45**, 377 (1947).
54. EIDEN, A.: Zbl. Chir. **82**, 483 (1957).
55. EIERMANN, H.: Langenbecks Arch. klin. Chir. **261**, 1, 269, 285, 361 (1948).
56. — Chirurg **20**, 337 (1949).

57 ESCHER, F.: Pract. oto-rhino-laryng. (Basel) **16**, 32 (1954).
58 EUFINGER, H.: Med. Klinik **1949**, 391.
59 FAUST, C.: Zbl. Neurochir. **8**, 106 (1943).
60 FEHR, A., u. E. MAIER: Bruns' Beitr. klin. Chir. **166**, 177 (1937).
61 FISCHER, R.: Langenbecks Arch. klin. Chir. **274**, 88 (1952).
62 — Langenbecks Arch. klin. Chir. **283**, 1 (1956).
63 FRANCHI, G.: Gaz. int. Med. Chir. **59**, 463 (1954). Ref. in Zentr.-Org. Ges. Chir. **136**, 204 (1954).
64 FRENCKNER, P., u. N. RICHTER: Acta oto-laryng. (Stockholm) **51**, 63 (1960).
65 FROWEIN, R. A.: Hefte Unfallheilk. H. **55**, 111 (1955).
66 FROWEIN, R. A., u. H. BRILMAYER: Beitr. Neurochir. H. 1, 1 (1959).
67 FUCHSIG, P.: Zbl. Chir. **65**, 1917 (1938).
68 FÜNFGELD, E., C. RABACHE u. H. GASTAUT: Zbl. Neurochir. **17**, 326 (1957).
69 FUSS, H.: Langenbecks Arch. klin. Chir. **274**, 452 (1953).
70 — Ärztl. Wschr. **9**, 586 (1954).
71 GABRIELLI, S.: Rass. ital. Chir. Med. **6**, 1237 (1957). Ref. in Zentr.-Org. ges. Chir. **152**, 242 (1958).
72 GAGE, E.: Amer. J. Dis. Child. **84**, 82 (1952).
73 GASSMANN, W.: Zbl. Chir **82**, 2130 (1957).
74 — Zbl. Chir. **83**, 1665 (1958).
75 GERLACH, J.: Med. Klinik **1957**, 1914 u. 1994.
76 GLONING, K., u. E. KLAUSBERGER: Wien. klin. Wschr. **1956**, 119.
77 — Acta neurochir. (Wien) **5**, 205 (1957).
78 GORDY, P.: J. Neurosurg. **5**, 294 (1948).
79 GÖTZE, W.: Mschr. Unfallheilk. **56**, 297 (1953).
80 GRAF: Dtsch. Z. Chir. **68**, 464 (1903).
81 GROB, M.: Arch. klin. Chir. **202**, 207 (1941).
82 GROSS, D.: Arch. Psychiat. Nervenkr. **111**, 619 (1940).
83 GROTHE, W., u. W. SCHIEFER: Beitr. Neurochir. H. 1, 79 (1959).
84 GRUNDMANN, G., u. W. V. EKESPARRE: Bruns' Beitr. klin. Chir. **189**, 402 (1954).
85 GULEKE, N.: Arch. klin. Chir. **152**, 292 (1928).
86 GUND, A.: Mschr. Unfallheilk. **62**, 41 (1959).
87 HAARDT, W.: Acta oto-laryng. (Stockholm) **42**, 365 (1952).
88 HAGER, A.: Wien. klin. Wschr. **1959**, 190.
89 — Acta oto-laryng. (Stockholm) **51**, 368 (1960).
90 HALLERVORDEN, J.: Zbl. Neurochir. **6**, 37 (1941).
91 HAMBY, W., u. W. GARDNER: Arch. Surg. (Chicago) **27**, 676 (1933).
92 HARLOWE, H.: Eye, Ear, Nose Thr. Monthly **27**, 407 (1948).
93 HARMS, H.: Hefte Unfallheilk. H. **48**, 32 (1955).
94 HECKER, W.: Münch. med. Wschr. **1955**, 370.
95 HEER, A.: Bruns' Beitr. klin. Chir. **9**, 1 (1892).
96 HEIPERTZ, W.: Mschr. Unfallheilk. **54**, 167 (1951).
97 HELLNER, H.: Hefte Unfallheilk. H. **19**, 1 (1935).
98 HEMMER, R.: Dtsch. med. Wschr. **1957**, 1803.
99 HENDRICK, B.: Arch. Surg. (Chicago) **79**, 362 (1959).
100 HENSCHEN, C.: Zbl. Chir. **54**, 3169 (1927).
101 — Hel. med. Acta **5**, 823 (1938).
102 HEPPNER, F.: Zbl. Neurochir. **11**, 89 (1951).
103 HEPPNER, F., u. H. DIEMATH: Mschr. Unfallheilk. **61**, 257 (1958).
104 HERINK, A.: Beitr. Neurochir. H. 1, 72 (1959).
105 HESSE,: Münch. med. Wschr. **1934**, 1605.
106 HEYCK, H.: Dtsch. Z. Nervenheilk. **177**, 327 (1958).
107 HIBLER, N.: Wien. klin. Wschr. **1959**, 240.
108 — Mschr. Ohrenheilk. **93**, 272 (1959).
109 HIRSCH, O.: Mschr. Ohrenheilk. **89**, 265 (1955).
110 HOLUB, K.: Zbl. Neurochir. **13**, 347 (1953).
111 — Wien. Z. Nervenheilk. **12**, 342 (1956).
112 — Wien. klin. Wschr. **1956**, 702.
113 — Wien. klin. Wschr. **1959**, 193.
114 HÖÖK, O., L. WERKÖ u. G. ÖHRBERG: Arch. Neurol. (Chicago) **79**, 622 (1958).

[115] HOOPER, R.: Brit. J. Surg. **42**, 19 (1955).
[116] — Brit. J. Surg. **47**, 71 (1959).
[117] HÖSSLER, J., J. MAUERSBERGER u. W. STAUDE: Zbl. Chir. **82**, 2020 (1957).
[118] McHUGH, H.: Ann. Otol. (St. Louis) **68**, 855 (1959).
[119] JAEGER, F.: Arch. klin. Chir. **203**, 304 (1942).
[120] — Handbuch der gesamten Unfallheilkunde. Bd. II. Stuttgart: Ferd. Enke 1955.
[121] — Z. Laryng. Rhinol. **38**, 456 (1959).
[122] — Beitr. Neurochir. H. 1, 69 (1959).
[123] JANZEN, R., u. E. MÜLLER: Mschr. Unfallheilk. **58**, 225 (1955).
[124] JAVID, M., u. P. SETTLAGE: J. Amer. Med. Ass. **160**, 943 (1956).
[125] JAVID, M.: Surg. Clin. N. Amer. **38**, 907 (1958).
[126] JENKNER, F. L., u. H. LECHNER: Langenbecks Arch. klin. Chir. **280**, 354 (1955).
[127] JENKNER, F. L.: Langenbecks Arch. klin. Chir. **283**, 528 (1956).
[128] — Langenbecks Arch. klin. Chir. **286**, 91 (1957).
[129] — Hefte Unfallheilk. H. 56, 155 (1958).
[130] — Wien. med. Wschr. **1958**, 764.
[131] — Wien. med. Wschr. **1959**, 949.
[132] KAUTZKY, R.: Zbl. Neurochir. **13**, 65 (1953).
[133] KAUTZKY, R., u. H. SCHRÖDER: Zbl. Neurochir. **15**, 196 (1955).
[134] KECHT, B., u. R. STRELI: Wien. med. Wschr. **1959**, 546.
[135] KEHL: Bruns' Beitr. klin. Chir. **123**, 203 (1921).
[136] KIENLE, G.: Chirurg **29**, 393 (1958).
[137] KILLIAN, H.: Zbl. Chir. **65**, 1186 (1938).
[138] — Neue Deutsche Chirurgie, Bd. 60. Stuttgart: Ferd. Enke 1939.
[139] KING, A., u. F. WALSH: Amer. J. Ophthal. **32**, 191 u. 379 (1949).
[140] KING, A., u. J. CHAMBERS: Surgery **31**, 839 (1952).
[141] KISS, A., D. AFRA u. G. BORNEMISZA: Bruns' Beitr. klin. Chir. **196**, 178 (1958).
[142] McKISSOCK, W.: Ann. roy. Coll. Surg. Engl. **11**, 218 (1952).
[143] KITTEL, G.: Z. Laryng. Rhinol. **39**, 234 (1960).
[144] KLINGLER, M.: Helv. chir. Acta **25**, 176 (1958).
[145] KLINGLER, M., u. H. SCHULTHEISS: Dtsch. med. Wschr. **1958**, 574.
[146] KLINGLER, M.: Dtsch. med. Wschr. **1959**, 597.
[147] KLOSS, K.: Chir. Praxis **1**, 109 (1957).
[148] — Wien. klin. Wschr. **1958**, 928.
[149] KNOFLACH, J., u. R. SCHOLL: Arch. klin. Chir. **190**, 452 (1937).
[150] KOCH, F. X.: Wien. med. Wschr. **1940**, 417.
[151] KRAUS, H., u. R. KUCHER: Zbl. Neurochir. **14**, 357 (1954).
[152] KRAUSS, H., u. K. WIEMERS: Med. Klinik **1956**, 501.
[153] KRETSCHMER, E.: Dtsch. med. Wschr. **1954**, 1709.
[154] KROLL, F.: Zbl. Chir. **77**, 51 (1952).
[155] KRÜGER, D. W.: Zbl. Neurochir. **7**, 211 (1942).
[156] — Dtsch. Z. Nervenheilk. **160**, 337 (1949).
[157] — Wien. med. Wschr. **1952**, 300.
[158] — Acta neurochir. (Wien) **2**, 301 (1952).
[159] — Zbl. Neurochir. **18**, 165 (1958).
[160] KUCHER, R., u. K. STEINBEREITHNER: Klin. Med. **15**, 42 (1960).
[161] KUHLENDAHL, H.: Beitr. Neurochir. H. 1, 37 (1959).
[162] KÜHLMAYER, R.: Klin. Med. **2**, 966 (1947).
[163] KULCSAR, A., u. L. ZOLCZER: Z. Unfallmed. Berufskrankh. **49**, 255 (1956).
[164] KULCSAR, A., G. NADOR, L. ZOLCZER, I. FARAGO u. E. MOLNAR: Zbl. Chir. **82**, 498 (1957).
[165] LANDOLT, E.: Acta neurochir. (Wien) **4**, 128 (1956).
[166] LÄUPPI, E.: Schweiz. med. Wschr. **1954**, 335.
[167] McLAURIN, R., u. B. McBRIDE: Ann. Surg. **143**, 294 (1956).
[168] McLAURIN, R., L. KING u. E. ELAM: Surg. Gynec., Obstet. **110**, 282 (1960).
[169] LECHNER, H.: Zbl. Neurochir. **17**, 65 (1957).
[171] LEKSELL, L.: Acta chir. scand. **110**, 301 (1956).
[171] LEMBCKE, W.: Chirurg **20**, 327 (1949).
[172] LEMMEN, L., u. R. SCHNEIDER: J. Neurochir. **9**, 245 (1952).

173 LENGGENHAGER, K.: Schweiz. med. Wschr. **1938**, 1123.
174 LEVY, A.: Schweiz. med. Wschr. **1960**, 345.
175 LEWIN, W.: Brit. J. Surg. **42**, 1 (1954).
176 LEVY, L., L. SEGERBERG, R. SCHMIDT, R. TURRELL u. E. ROSEMANN: J. Neurosurg. **9**, 588 (1952).
177 LÖHR, W.: Zbl. Chir. **63**, 2466, 2593 u. 2642 (1936).
178 LOENNECKEN, S.: Beitr. Neurochir. H. 1, 15 (1959).
179 LÜCHTRATH, H., u. W. FITTING: Mschr. Unfallheilk. **60**, 137 (1957).
181 LOEW, F.: Zbl. Neurochir. **10**, 132 (1950).
181 — Hefte Unfallheilk. H. 56, 108 (1958).
182 — Beitr. Neurochir. H. 1, 101 (1959).
183 MAJER, E. H.: Wien. med. Wschr. **1948**, 31.
184 MARCUS, G. H.: Klin. Med. **11**, 97 (1956).
185 MARGUTH: Hefte Unfallheilk. H. 56, 190 (1958).
186 MAYER, A.: Z. Geburtsh. Gynäk. **129**, 113 (1948).
187 MAYER, E. G.: Diagnose und Differentialdiagnose in der Schädelröntgenologie. Wien: Springer 1959.
188 MAYRHOFER, O., u. R. KÜHLMAYER: Wien. klin. Wschr. **1954**, 495.
189 MENNIG, H.: Langenbecks Arch. klin. Chir. **291**, 310 (1959).
191 MENNINGER-LERCHENTHAL, E.: Wien. med. Wschr. **1960**, 20.
191 MEYER, K.: Zbl. Chir. **84**, 2056 (1959).
192 MEYER-MICKELEIT, R.: Dtsch. med. Wschr. **1953**, 480.
193 MIFKA, P.: Wien. med. Wschr. **1953**, 844.
194 MCMILLAN: Amer. J. Path. **32**, 405 (1956).
195 MORIAN, R.: Arch. klin. Chir. **166**, 204 (1931).
196 MUND, H.: Med. Klinik **1959**, 264.
197 MUNRO, D., u. W. SISSON: New Engl. J. Med. **247**, 699 (1952).
198 MUNSLOW, R.: J. Neurosurg. **8**, 542 (1952).
199 MYERS, P., u. E. CAMPBELL: J. Neurosurg. **13**, 205 (1956).
200 NAGER, F. R.: Arch. Ohrenheilk. **122**, 217 (1929).
201 NATHANSON, G.: Acta oto-laryng. (Stockholm) **25**, 430 (1937).
202 NEUSS, O.: Z. Laryng. Rhinol. **38**, 465 (1959).
203 NOVOTNY, O.: Mschr. Ohrenheilk. **85**, 37 (1951).
204 — Wien. klin. Wschr. **1959**, 208.
205 OBERDISSE, K. u. E. RAUSER: Klin. Wschr. **27**, 316 (1949).
206 OKONEK, G.: Bruns' Beitr. klin. Chir. **173**, 177 (1942).
207 — Bruns' Beitr. klin. Chir. **173**, 337 (1942).
208 OPPOLZER, R.: Zbl. Chir. **58**, 2728 (1931).
209 ORATOR, V.: Zbl. Chir. **60**, 965 (1933).
210 ORTNER, E.: Klin. Med. **2**, 630 (1957).
211 OSTERCHRIST, W.: Arch. klin. Chir. **204**, 332 (1943).
212 OTTO, E.: Chirurg **21**, 565 (1950).
213 PAYR, E.: Dtsch. med. Wschr. **1910**, Nr. 21—23.
214 PIA, H. W.: Langenbecks Arch. klin. Chir. **279**, 178 (1954).
215 — Chirurg **27**, 415 (1956).
216 — Ther. d. Gegenw. **95**, 176 (1956).
217 — Chir. Praxis **1958**, 369.
218 — Beitr. Neurochir. H. 1, 71 (1959).
219 QUADBECK, G., u. A. KAINAROU: Medizinische **1958**, 1988.
220 RADTKE, F., u. K. WALTER: Nervenarzt **20**, 504 (1949).
221 RAUHS, R.: Klin. Med. **7**, 497 (1952).
222 REGELSBERGER, H.: Klin. Wschr. **27**, 437 (1949).
223 REIMERS, C., u. J. NEUDECK: Dtsch. Z. Nervenheilk. **164**, 509 (1950).
224 RICHTER, H.: Münch. med. Wschr. **1954**, 1184.
225 RICHTER, K.: Arch. Psychiat. Nervenkr. **194**, 432 (1956).
226 RIECHERT, T.: Münch. med. Wschr. **1957**, 654.
227 RIEMENSBERGER, K.: Z. Unfallmed. Berufskrankh. **47**, 10 u. 109 (1954).
228 ROBBERS, H.: Dtsch. med. Wschr. **1951**, 175.
229 ROHRSCHNEIDER, W.: Med. Klinik **1940**, 181.
230 ROSOLLECK, H., u. D. GOTT: Chirurg **25**, 411 (1954).

231 ROSTOSKI, O.: Dtsch. Gesundh.-Wes. **7**, 1281 (1952).
232 RÖTTGEN, P.: Beitr. Neurochir. H. 1, 56 (1959).
233 ROWBOTHAM, G.: Acute Injuries in Head. 3. Aufl. Edinburg: Livingstone 1949.
234 RUTTIN, E.: Mschr. Ohrenheilk. **71**, 179 u. 288 (1937).
235 SCHAAL, W.: Medizinische **1957**, 295.
236 SCHARFETTER, G., A. HUNZIKER, u. A. BÜHLMANN: Schweiz. med. Wschr. **1960**, 342.
237 SCHEID, W., u. K. JOCHHEIM: Hefte Unfallheilk. H. 56, 168 (1958).
238 SCHIEFER: Hefte Unfallheilk. H. 56, 187 (1958).
239 SCHIERSMANN, O.: Beitr. Neurochir. H. 1, 23 (1959).
240 SCHINZ, H., W. BAENSCH, E. FRIEDL u. E. UEHLINGER: Lehrbuch der Röntgendiagnostik, Bd. II. 5. Aufl., Stuttgart: G. Thieme 1952
241 SCHLEYER, F.: Mschr. Unfallheilk. **59**, 97 (1956).
242 v. SCHLEYER, H., u. F. ZAHN: Zbl. Chir. **83**, 1056 (1958).
243 SCHNEIDER, J.: Klin. Wschr. **26**, 43 (1948).
244 SCHNEIDER, R., u. J. TYTUS: Ann. Surg. **142**, 938 (1955).
245 SCHNEIDER, T., u. P. THIES: Medizinische **1959**, 344.
246 SCHÖNBAUER, L.: Arch. klin. Chir. **114**, 514 (1920).
247 SCHÖNBAUER, L., u. H. BRUNNER: Handbuch der Neurologie des Ohres, Bd. II/1. Wien: Urban & Schwarzenberg 1928.
248 SCHÖNBAUER, L.: Wien. klin. Wschr. **1929**, 647.
249 — Wien. Arch. Psychol. Psychiat. Neurol. 1, 1 (1951).
250 — Langenbecks Arch. klin. Chir. **82**, 207 (1955).
251 SCHÖNBAUER, L., u. E. WINKLER: Acta neurochir. Suppl. **3**, 4 (1956).
252 SCHREDL, L.: Münch. med. Wschr. **1935**, 1371.
253 SCHRÖDER, C. H.: Langenbecks Arch. klin. Chir. **273**, 721 (1953).
254 SCHULZE, A.: Zbl. Neurochir. **17**, 40 (1957).
255 SCHWETZ, F.: Wien. klin. Wschr. **1959**, 81.
256 SEIDEL, O.: Chirurg **17/18**, 342 (1947).
257 SEIFERTH, L.: Arch. Ohrenheilk. **165**, 1 (1954).
258 SELLIER, K., u. R. MÜLLER: Klin. Wschr. **38**, 233 (1960).
259 SEYSS, R.: Mschr. Unfallheilk. **62**, 147 (1959).
260 SGALITZER, M.: Wien. med. Wschr. **80**, 1195 (1930).
261 SKOOG, T.: Acta chir. scand. **77**, 383 (1936).
262 SOKCIC, A.: Arch. Ohrenheilk. **165**, 512 (1954).
263 STEINMANN, H.: Zbl. Neurochir. **10**, 149 (1950).
264 STEINMANN, H., u. W. TÖNNIS: Dtsch. Z. Nervenheilk. **165**, 22 (1951).
265 STIER, E.: Dtsch. med. Wschr. **1938**, 145.
266 — Mschr. Psychiat. Neurol. **99**, 201 (1938).
267 STRAUSS, K. J.: Ärztl. Wschr. **13**, 419 (1958).
268 STRELI, R.: Klin. Med. **12**, 197 (1957).
269 — Hefte Unfallheilk. H. 56, 133 (1958).
270 — Chir. Praxis **1959**, 311.
271 — Wien. klin. Wschr. **1959**, 29.
272 STROHMAYER, R.: Zbl. Neurochir. **15**, 104 (1955).
273 STUTTE, H., u. G. SCHRÖDER: Ärztl. Wschr. **3**, 346 (1948).
274 SUNDER-PLASSMANN, P., u. TH. TIWISINA: Chirurg **23**, 376 (1952).
275 THUM, H. J.: Mschr. Unfallheilk. **62**, 14 (1959).
276 — Dtsch. med. Wschr. **1960**, 31.
277 TIETZE, A.: Bruns' Beitr. klin. Chir. **137**, 523 (1926).
278 TIWISINA, TH.: Chirurg **27**, 390 (1956).
279 TIWISINA, TH., u. A. STÄCKER: Chirurg **30**, 344 (1959).
280 TÖNNIS, W.: Langenbecks Arch. klin. Chir. **270**, 372 (1951).
281 TÖNNIS, W., u. R. FROWEIN: Zbl. Neurochir. **12**, 323 (1952).
282 — — Wien. med. Wschr. **1956**, 933.
283 TÖNNIS, W.: Hefte Unfallheilk. H. 52, 130 (1956).
284 TRAUTMANN, H.: Mschr. Unfallheilk. **55**, 146 (1952).
285 TRILLOT, J., R. LOUBET u. J. BARTHE: Ann. Méd. lég. **37**, 311 (1957). Ref. in Dtsch. Z. ges. gerichtl. Med. **48**, 282 (1959).

286 TRISKA, H.: Klin. Med. 10, 61 (1955).
287 TURNBULL, F.: J. Neurosurg. 5, 321 (1944).
288 ULRICH, K.: Acta oto-laryng. (Stockholm) 9, Suppl. 6 (1926).
289 UMBACH, W.: Münch. med. Wschr. 1956, 114.
290 UNTERBERGER, S.: Z. Laryng. Rhinol. 38, 441 (1959).
291 — Arch. Ohrenheilk. 172, 463 (1958).
292 USBECK, W.: Zbl. Chir. 78, 1361 (1953).
293 — Ärztl. Wschr. 13, 1053 (1958).
294 VERBIEST, H.: J. Neurosurg. 10, 264 (1953).
295 VOSS, O.: Die Chirurgie der Schädelbasisfrakturen. Leipzig: J. A. Barth 1936.
296 WAHL, E.: Mschr. Unfallheilk. 57, 23 (1954).
297 WANKE, R.: Dtsch. med. Wschr. 1947, 593.
298 — Chirurg 17/18, 577 (1947).
299 — Langenbecks Arch. klin. Chir. 261, 167 (1948).
300 — Langenbecks Arch. klin. Chir. 270, 384 (1951).
301 — Dtsch. med. Wschr. 1959, 137.
302 WAPPENSCHMIDT, J., u. W. GROTE: Chirurg 29, 369 (1958).
303 WARD, A.: J. Neurosurg. 7, 398 (1950).
304 WEBER, W.: Zbl. Chir. 80, 1913 (1955).
305 WHALLEY, N.: Lancet 1948 I, 213.
306 WILSON, W.: Arch. Neurol. (Chicago) 61, 385 (1949).
307 WITTER, H.: Nervenarzt 21, 260 (1950).
308 WÖRNER, E.: Arch. klin. Chir. 178, 224 (1934).
309 WULLSTEIN, H.: Z. Laryng. Rhinol. 32, 617 (1953).
310 ZANDER, C.: Ref. Zbl. Chir. 84, 560 (1959).
311 ZANDER, E., u. K. GRAF: Schweiz. med. Wschr. 1954, 342.
312 ZANGE, J.: Arch. klin. Chir. 152, 335 (1928).
313 ZELLER, O.: Dtsch. Z. Chir. 111, 1 (1911).
314 — Zbl. Neurochir. 9, 45 (1949).

Nachtrag:

315 AMANN, E., F. GERSTENBRAND u. G. SALEM: Wien. med. Wschr. 1960, 583.
316 BRILMAYER, H., u. R. FROWEIN: Langenbecks Arch. klin. Chir. 294, 205 (1960).
317 BRYAN, B.: Ann. Otol. 69, 165 (1960).
318 BURMEISTER, H.: Dtsch. Gesundh.-Wes. 1959, 2357.
319 DOEPFNER, K.: Dtsch. Z. Chir. 116, 44 (1912).
321 FEKETE, G.: Zbl. Chir. 85, 100 (1960).
320 FLISBERG, K., u. L. FLOBERG: Acta oto-laryng. (Stockholm) 51, 469 (1960).
322 FRIEDE, R.: Zbl. Neurochir. 15, 73 (1955).
323 ISFORT, A.: Zbl. Chir. 85, 107 (1960).
324 McKISSOCK, W., J. TAYLOR, W. BLOOM u. K. TILL: Lancet 1960 II, 167.
325 LOEBELL, G.: Pract. oto-rhino-laryng. (Basel) 22, 235 (1960).
326 MÜLLER, H.: Z. Laryng. Rhinol. 39, 540 (1960).
327 POWIERTOWSKI, H., J. MALECKI u. G. BÜTTNER: Acta oto-laryng. (Stockholm) 51, 494 (1960).
328 SCHOLZ, O.: Zbl. Chir. 85, 1041 (1960).
329 ROER, H.: Med. Klinik 1940, 1157.
330 — Zbl. Neurochir. 9, 237 (1949).
331 ROER, H., u. G. TEICHERT: Mschr. Unfallheilk. 60, 257 (1957).

SPRINGER-VERLAG · WIEN

Diagnose, Behandlung, Prognose der traumatischen Hämatome des Schädelinneren

Von Privatdozent Dr. F. LOEW, Leiter der Neurochirurgischen Abteilung der Chirurgisch-Neurochirurgischen Universitätsklinik Homburg/Saar, und Dr. S. WÜSTNER, wissenschaftlicher Assistent der Universitäts-Hals-,Nasen-Ohrenklinik, Köln

(Acta Neurochirurgica/Supplementum VIII.) Mit 15 Textabbildungen. VII, 158 Seiten Gr.-8°. 1960. DM 32.—

Vorzugspreis für Abonnenten der Zeitschrift „Acta Neurochirurgica" DM 28,80

Die Verfasser bringen eine umfassende Darstellung von klinischem Bild, Diagnose, Differentialdiagnose, Behandlung und Behandlungsergebnissen der traumatischen intrakraniellen Hämatome.

Die Veröffentlichung erfüllt eine doppelte Aufgabe. Einmal gibt sie eine praktisch anwendbare Darstellung von Diagnose, Behandlung und Begutachtung, die jedem Arzt eine rasche Orientierung ermöglicht; zum anderen bietet sie Erleichterung und Anregung für weitere wissenschaftliche Bearbeitungen, weil sie die weit zerstreuten, oft schwer zugänglichen und meist nur eine einzelne Hämatomart berücksichtigenden Einzelarbeiten der Literatur auf übersichtliche Weise zusammenfaßt.

Nicht nur Chirurgen, Neurochirurgen und Neurologen, sondern in gleicher Weise auch die Ärzte anderer Disziplinen und praktischen Ärzte, die Kopfverletzte behandeln, werden das Buch mit Gewinn lesen und in ihrer Bibliothek zum Nachschlagen greifbar aufstellen.

Inhaltsübersicht: Analyse des eigenen Krankenguts: Epidurale Hämatome. Subdurale Hämatome. Die intracerebralen Hämatome. Kombinierte Hämatome. Hämatomverdacht: nicht bestätigte Fälle. — Besprechung des Schrifttums: Epidurale Hämatome. Subdurale Hämatome. Subarachnoidale Hämatome. Intracerebrale Hämatome. Kombinierte Hämatome. — Diagnose und Differentialdiagnose der traumatischen intrakraniellen Hämatome: Beschreibung der klinischen Syndrome, die den Verdacht auf ein traumatisches intrakranielles Hämatom lenken müssen. Andere Ursachen ähnlicher klinischer Syndrome. Die Unterscheidung der einzelnen Hämatomarten und Lokalisationen. — Zusammenfassende Besprechung von Behandlung und Ergebnissen.

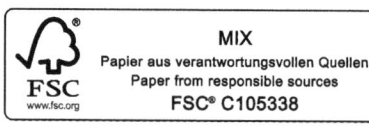

If you have any concerns about our products,
you can contact us on
ProductSafety@springernature.com

In case Publisher is established outside the EU,
the EU authorized representative is:
**Springer Nature Customer Service Center GmbH
Europaplatz 3, 69115 Heidelberg, Germany**

Printed by Libri Plureos GmbH
in Hamburg, Germany